告别

便秘

饮食+理疗+中医调养

赵春杰　主编

U0248464

责任编辑：郑建军

责任印制：李未圻

图书在版编目（CIP）数据

告别便秘 / 赵春杰主编．-- 北京 ：华龄出版社，

2020.12

ISBN 978-7-5169-1804-3

Ⅰ．①告⋯ Ⅱ．①赵⋯ Ⅲ．①便秘－防治 Ⅳ.

① R574.62

中国版本图书馆 CIP 数据核字（2020）第 256930 号

书　　名：告别便秘

主　　编：赵春杰

出版发行：华龄出版社

地　　址：北京市东城区安定门外大街甲 57 号　　邮　　编：100011

电　　话：010-58122246　　　　　　　　　　传　　真：010-84049572

网　　址：http://www.hualingpress.com

印　　刷：河北松源印刷有限公司

版　　次：2021 年 5 月第 1 版　　　2021 年 5 月第 1 次印刷

开　　本：710mm×1000mm　　1/16　　　　　　印　　张：13

字　　数：200 千字

定　　价：68.00 元

目录

第一章　便秘非小事，科学调养早防治

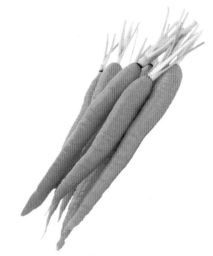

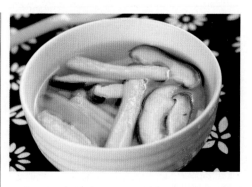

第二章 小小食材功效大，便秘就该这样吃

第一节 蔬菜类

第二节 水果、干果类

第三节 主粮豆类

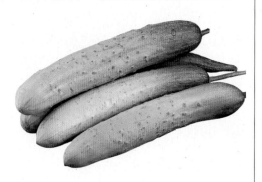

第三章　药材通便功效大，调理肠胃全靠它

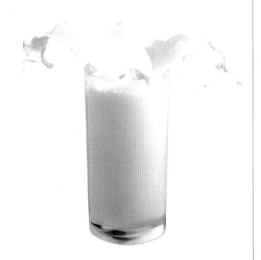

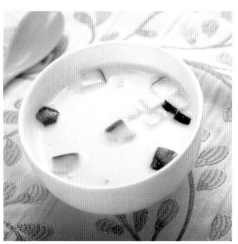

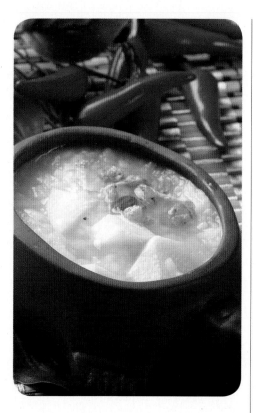

第二节　中医名方妙方治便秘

第四章　小穴位大功效，揉揉按按调便秘

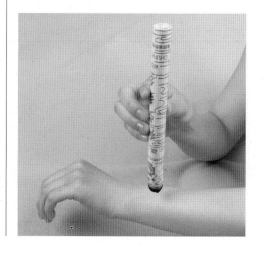

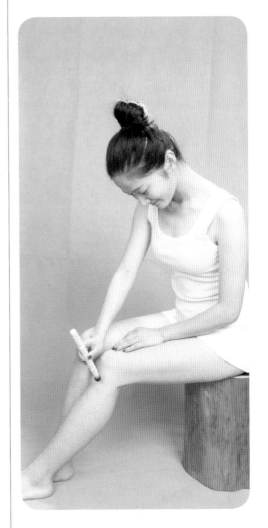

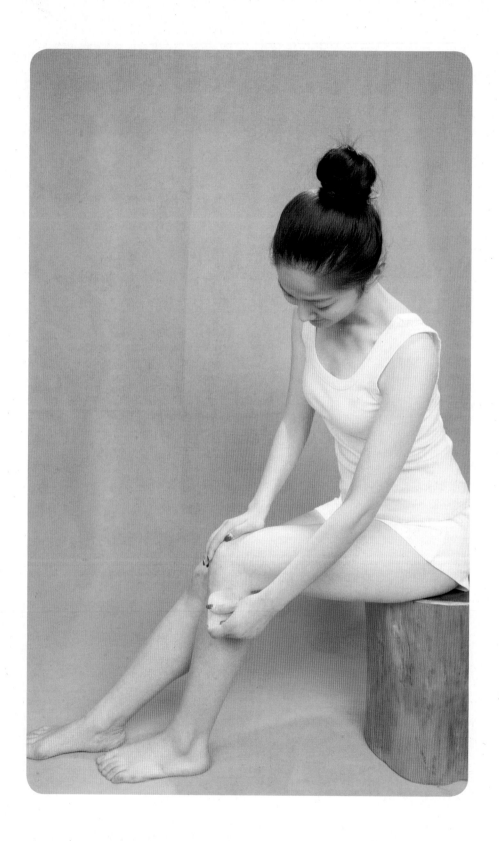

第一章

便秘非小事，科学调养早防治

第一节　什么是便秘

便秘是临床常见的复杂症状，而不是一种疾病，主要是指排便次数减少、粪便量减少、粪便干结、排便费力等。上述症状同时存在2种以上时，可诊断为症状性便秘。通常以排便频率减少为主，一般每2～3天或更长时间排便一次（或每周少于3次）即为便秘。对一组健康人调查结果表明，排便习惯多为每日1～2次或1～2日1次（60%），粪便多为成形或软便；少数健康人的排便次数可达每日3次（30%），或3天1次（10%），粪便半成形或呈腊肠样硬便。因此必须结合粪便的性状、本人平时排便习惯和排便有无困难作出有无便秘的判断。如超过6个月即为慢性便秘。发生便秘的原因有：摄入的食物或水分过少，使肠内的食糜残渣或粪便的量亦少，不足以刺激结肠的正常蠕动。肠道的蠕动减弱或肠道肌肉张力减低。肠腔有狭窄或梗阻存在，使正常的肠蠕动受阻，导致粪便不能下排，例如肠梗阻或左半结肠癌。排便反射过程中任何环节有障碍或病变时均可发生便秘，例如直肠黏膜机械性刺激的感觉减弱，盆腔神经、腰骶脊髓神经病变，肛门括约肌痉挛、腹肌及膈肌收缩运动减弱等。

第二节　便秘的原因

关于便秘的发病机制，西医学和中医学各有阐意，西医主要从神经、肌肉、原发性疾病等方面来认识，而中医学则认为病因主要在于大肠的传导功能失常，而又与肺脾肾的关系甚为密切。关于中西医的认识分述如下：

西医学的认识

关于排便的机理，西医认为是经消化道吸收后的食物转化为粪团，在直肠内形成足够容积的粪便以正常的速度通过胃肠道及时抵达直肠，产生便意，引起排便反射。排便时，盆底肌群协调活动，完成排便。其中包括神经系统和肌肉活动（平滑肌）的参与。产生病变的原因有三：（1）神经系统病变：主要为骶神经、腰骶脊髓、高位脊髓的损害引起结肠和直肠的张力下降，而致无便意；肠内神经病变，如先天性巨结肠等；或中枢性疾病，如各种脑梗死、脑出血等。（2）肠道平滑肌病变：如结缔组织病，内分泌、代谢性疾病等全身性疾病引起肠道平滑肌病变。（3）消化道腔内病变：多指肠腔内病变导致肠道阻塞、通过受阻而无便意，如肠道肿瘤、慢性肠套叠、直肠内脱垂，等等。也有因药物或精神心理障碍所致便秘，如使用吗啡制剂、患抑郁症、神经性厌食症等。

目前临床上采取一些特殊检查，如胃肠通过试验，或称结肠传输功能试验、排粪造影，及肛管直肠测压，将便秘分为三型：（1）慢传输型便秘；（2）出口梗阻型便秘；（3）混合型便秘。

中医学的认识

中医学根据造成便秘的不同病因、症状有以下不同名称，即"大便难""后不利""脾约""闭""阴结""大便秘"等，《济生方》："摄养乖理，三焦气涩，运掉不行，于是乎壅结于肠胃之间，遂成五秘之患。……夫五秘者，风秘、气秘、湿秘、寒秘、热秘是也。"现在认为，便秘多由大肠积热，或气滞，或寒凝，或阴阳气血亏虚，故多分为热秘、气秘、冷秘、虚秘四种情况。《景岳全书》明确指出，便秘是由大肠的传导功能失常所致，包括现代医学之习惯性便秘，究其机理，《诸病源候论》云："大便难者，由五脏不调，阴阳偏有虚实，谓三焦不和则冷热并结故也。胃为水谷之海，水谷之精华为荣卫，其糟粕行之于大肠以出也。"整个过程需 24～48 小时，如《儒门事亲》："胃为水谷之海，日受其新以易其陈，一日一便，乃常度也。"其病因病机

归纳起来，大致可分为如下几个方面：

（1）肠胃积热。素体阳盛，或热病之后，余热留恋，或肺热肺燥，下移大肠，或过食醇酒厚味，或过食辛辣，或过服热药，均可致肠胃积热，耗伤津液，肠道干涩失润，粪质干燥，难于排出，形成所谓"热秘"。如《景岳全书·秘结》曰："阳结证，必因邪火有余，以致津液干燥。"

（2）气机郁滞。忧愁思虑，脾伤气结；或抑郁恼怒，肝郁气滞；或久坐少动，气机不利，均可导致腑气郁滞，通降失常，传导失职，糟粕内停，不得下行，或欲便不出，或出而不畅，或大便干结而成气秘。如《金匮翼·便秘》曰："气秘者，气内滞而物不行也。"

（3）阴寒积滞。恣食生冷，凝滞胃肠；或外感寒邪，直中肠胃；或过服寒凉，阴寒内结，均可导致阴寒内盛，凝滞胃肠，传导失常，糟粕不行，而成冷秘。如《金匮翼·便秘》曰："冷秘者，寒冷之气，横于肠胃，凝阴固结，阳气不行，津液不通。"

（4）气虚阳衰。饮食劳倦，脾胃受损；或素体虚弱，阳气不足；或年老体弱，气虚阳衰；或久病产后，正气未复；或过食生冷，损伤阳气；或苦寒攻伐，伤阳耗气，均可导致气虚阳衰，气虚则大肠传导无力，阳虚则肠道失于温煦，阴寒内结，便下无力，使排便时间延长，形成便秘。如《景

岳全书·秘结》曰："凡下焦阳虚，则阳气不行，阳气不行则不能传送，而阴凝于下，此阳虚而阴结也。"

（5）阴亏血少。素体阴虚，津亏血少；或病后产后，阴血虚少；或失血夺汗，伤津亡血；或年高体弱，阴血亏虚；或过食辛香燥热，损耗阴血，均可导致阴亏血少，血虚则大肠不荣，阴亏则大肠干涩，肠道失润，大便干结，便下困难，而成便秘。如《医宗必读·大便不通》说："更有老年津液干枯，妇人产后亡血，及发汗利小便，病后血气未复，皆能秘结。"

上述各种病因病机之间常常相兼为病，或互相转化，如肠胃积热与气机郁滞可以并见，阴寒积滞与阳气虚衰可以相兼；气机郁滞日久化热，可导致热结；热结日久，耗伤阴津，又可转化成阴虚等。然而，便秘总以虚实为纲，冷秘、热秘、气秘属实，阴阳气血不足所致的虚秘则属虚。虚实之间可以转化，可由虚转实，可因虚致实，而虚实并见。归纳起来，形成便秘的基本病机是邪滞大肠，腑气闭塞不通或肠失温润，推动无力，导致大肠传导功能失常。

中西医结合探讨便秘的发病原因

如上所言，中西医都从病因到发病给予便秘系统的认识，并且有暗合之处。贯通中西医所阐述的理论，就

能有助于更好地了解疾病的本质，而最终除疾解患。鉴于此，通过分析整理了中西医的相关论述，治疗本病的关键是要明晰便秘之成的原因，具体病位所在，对因治疗，治病求本，可从以下三个方面来阐述。

（1）粪便形成。西医认为粪便的形成，是食物在消化道经消化吸收后，剩余的食糜残渣运抵结肠，在结肠内大部分的水及电解质再被吸收，最后形成粪团，输送至乙状结肠及直肠而排出体外。这里，中医学的认识相同，是饮食入胃，经胃之腐熟，脾之运化，吸收其精微之后，所剩之糟粕而为大便，主要责之于胃脾的腐熟运化功能，"胃气失降""脾失健运"，糟粕内停而成便秘。张仲景以胃气不能下行，列承气汤承胃气下行而通大便；以"脾不能为胃行其津液"而列"脾约"一证，认为其病与寒、热、气滞有关。

（2）粪便排出。现代医学将排便过程说得很明确，具体来说，粪团在直肠内聚积膨胀产生机械性刺激，当其超过一定阈值时引起便意冲动，冲动经盆腔神经，腰骶脊髓排便中枢，再传入大脑皮质。当大脑响应此冲动，则产生一系列的排便反应，包括直肠平滑肌的推动收缩，肛门内外括约肌松弛，骨盆底肌提升腹肌与膈肌收缩，使腹压增高等，最后将粪便排出体外。睡醒及餐后结肠的动作电位活动增强，结肠蠕动增加，粪便向前推进，常引

起便意，参合的便意是由胃结肠反射引起的。如《素问·灵兰秘典论》云："大肠者，传导之官，变化出焉"，所谓"变化"就是指水谷精微经胃的腐熟、脾的运化，最后传入大肠变为粪便排出，故大肠传导失职可引起便秘。又因肺与大肠相表里，所以肺失清肃，大肠气分失调，影响大肠传导功能亦能引起便秘。唐宗海在《医经精义·脏腑之官》中说："大肠之所以能传导者，以其为肺之腑，肺气下达故能传导。"《石室秘录·大便燥结》曰："大便秘结者，人以为大肠燥甚，谁知是肺气燥乎？肺燥则清肃之气不能下行于大肠。"治疗上可以通过宣降肺气以助大肠传导。

（3）粪便控制。这一期包括了盆腔神经、腰骶脊髓排便中枢、大脑皮质、直肠平滑肌、肛门括约肌，以及骨盆底肌、腹肌、结肠蠕动等都参与的一个复杂的过程。中医学将这一部分也归结到大肠的传导功能里了，其中也包括了前面说到的肺，以及一些肾的功能影响在里面。如肾为水火之脏，司元阴元阳，如肾精失固，可由津少而引发肠燥终成肾虚便秘，多用济川煎一类的方剂治疗，肾在窍为二阴，其中后阴即为肛门。粪便的排泄是大肠的转化糟粕功能，但亦与肾的气化有关，如肾阴不足时，可致肠液枯涸而便秘，肾阳虚损时，则气化不全而致阳虚便秘或阳虚泄泻。治疗上可以补肾气、滋肾阴、壮肾阳。

所以中医的辨证论治尤为重要，只有明辨病因尤其病位，才能因时制宜，或补，或泻，或降，或活血等以求药到功至。中医理论中十分强调饮食生活调理的重要性，如《千金要方·食治方》云："人体平和，唯须好将养，勿妄服药。……夫为医者，当先洞晓病源，知其所犯，以食治之。食疗不愈，然后命药。"服药同时当始终保持健康合理的生活方式，如改变排便中看书看报的习惯。不必过于追求定时排便，以免加重心理负担，使肠道蠕动受到不良干扰。

第三节　便秘的分类

功能性便秘

功能性便秘是指因为生活规律改变、食物因素、情绪抑郁、排便习惯不良、药物作用等因素所致的便秘。例如，外出旅行的人，因为生活规律、附近环境的改变，以及劳累等因素的影响，多会出现便秘，这种便秘则属于功能性便秘。功能性便秘的患者，除肠易激综合征外，均可通过生活规律化、合理食物、调畅情志、形成良好排便习惯以及去除其他病因等手段达到治愈便秘的目的。而患有肠易激综合征的患者，其发生的便秘虽属功能性便秘，但必须去医院做进一步的检查。

急性便秘

急性便秘是指近期忽然发生的便秘，包括暂时性功能性便秘和症状性便秘。暂时性功能性便秘多因为生活环境的忽然改变、一时性的情绪抑郁、进食过少等因素所致，这种便秘除腹胀外，一般不会有其他痛苦。若消除病因之后，便秘可自行痊愈。症状性便秘属于器质性便秘，由疾病引发，发病忽然，可引发剧烈腹痛、呕吐等症状，如急性肠梗阻、肠绞窄等引发的便秘。这种情况应迅速查明病因，及时处理。

结肠性便秘

结肠性便秘又称为弛缓性便秘，是因为结肠紧张度降低，即肠平滑肌松弛，肠蠕动减弱，致使饮食残渣在结肠中运行迟缓，引发便秘。结肠性便秘多发生在体质虚弱，并伴有内脏下垂症状者以及年老体衰、大病以后或体力下降者。长期持续的结肠便秘，

会出现腹胀、腹痛、食欲减退等症状。

痉挛性便秘

痉挛性便秘属于功能性便秘，是因为结肠活动过于强烈，引发结肠痉挛，肠腔过于狭窄，使大便无法通过而致的便秘，又称为肠易激综合征，其特点是便秘、腹泻交替，或者是长期腹泻。痉挛性便秘发生的主要原因是精神因素，其便秘特征是：饭后即出现下腹疼痛，马上产生便意，排出又硬又小的细条状粪便，并且便量很少。患有痉挛性便秘的患者，必须到医院进一步检查。

顽固性便秘

顽固性便秘是非手术治疗不能奏效，也就是说，顽固性便秘是药物治疗不能治愈的一类疾病。顽固性便秘是因为先天结、直肠解剖结构变异而在不同年龄段逐渐产生排便困难的一类疾病。顽固性便秘的实质是慢性的不全性的肠梗阻，因其梗阻部位不同，而分类为结肠型、直肠型、混合型便秘。

器质性便秘

器质性便秘是指因为脏器的器质性病变（如消化道疾病、内分泌代谢疾病、药物及化学品中毒、神经系统疾病等）所致的便秘。例如肠粘连及不完全肠梗阻的患者，均可发生便秘，这种便秘就属于器质性便秘。患器质

性便秘的患者，必须重视原发病的治疗，否则，便秘最终不会得到解决。

习惯性便秘

习惯性便秘是指长期的、慢性功能性便秘，多发于老年人。但亦有学者认为习惯性便秘不仅限于功能性便秘，它还包括结肠性便秘与直肠性便秘，所以，患有习惯性便秘的老年人应尽早去医院查明便秘的原因。

慢性便秘

慢性便秘为长时期的反复便秘，其发病可以是由急性便秘长期不愈转化而来，亦可以是在发病初期即为慢性便秘，后者于慢性疾病所致的便秘中多见。慢性便秘仍可分为器质性便秘和功能性便秘，好发于老年人及体弱多病的人。慢性便秘因为其便秘发生时间较长，对人体的危害较大，因此，患有慢性便秘的患者必须重视对它的治疗。

直肠性便秘

直肠性便秘是粪便早已到达直肠，但由于神经反应迟钝，不能引起便意，致使大肠不能蠕动而引发排便困难。直肠性便秘多发生在早晨无排便时间、痔疮、肛裂疼痛难忍以及时常灌肠者。肛裂的患者发生直肠性便秘会使肛裂加重，由于发生直肠性便秘时的大便往往尤其硬。

梗阻性便秘

梗阻性便秘多属于器质性便秘，它是因为肠内或肠外的机械性肠梗阻，使肠内容物运行障碍所致。肠内梗阻常见于结肠癌、增殖型肠结核、不完全性肠套叠、肠扭转或结肠狭窄和其他原因所致的肠道梗阻。肠外压迫性梗阻常见于手术后肠粘连、结核性腹膜炎（粘连型）、妊娠等。此种便秘大多起病后会伴有其他症状。

第四节　常见便秘疾病的症状表现

健康人的排便习惯明显不同，如对一组健康人的调查结果表明，每天排便 1 次者约占 60%，一天几次者约 30%，几天 1 次者约占 10%。因此，诊断便秘时必须根据本人平时排便习惯和排便有无困难作出判断。

便意和便次减少

可见于慢性传输型和出口梗阻型便秘。前者是由于粪便传输缓慢，使便次和便意均少，但间隔一段时间仍能出现便意，粪便常干硬，用力排便才可非常艰难地排出；后者常是由于直肠排便感觉阈值增高，不易出现便意，导致便次减少且粪质不一定干硬。

排便困难、费力

突出表现为粪便排出异常艰难，也可见于以上两型，但以出口梗阻型便秘更为常见。患者用力排便时，肛门外括约肌可呈现矛盾性收缩，导致粪便排出困难。该型便次不一定减少，但费时费力。如同时伴有腹肌无力，则排便更为困难。在慢性传输型便秘中，由于粪便传输缓慢，粪便内水分吸收过多，导致粪便干结，尤其是长时间不排便者，可发生粪块嵌塞。

排便不畅

常有肛门直肠内阻塞感，虽颇有便意，便次不少，费力排便仍无济于事。可伴有肛门直肠刺激症状，如肛门下坠、不适感。该类患者常有感觉阈值降低，直肠感觉高敏感，或伴有直肠内解剖异常，如直肠内套叠或内痔等。个别患者的直肠感觉阈值升高，也可出现类似症状，可能与合并肛门直肠局部解剖异常有关。

便秘伴有腹痛或腹部不适

常见于便秘型肠易激综合征，其特点是排便次数少，排便常常艰难，排便、排气后腹痛或腹胀缓减。

便秘的六大危险信号

消瘦：明显的或进行性消瘦，应高度怀疑肿瘤的存在。也有的消瘦是因原发病引起的厌食与消耗所致。

发热：单纯便秘不至于发热，便秘患者如经较长时间的反复测温确有发热，特别是不规则低热，提示有慢性炎症（如肠结核等）或肿瘤，不过首先应排除其他常见发热原因（如五官科病变、妇科炎症、泌尿系统炎症等）。肿瘤组织代谢加快，其产物对机体的刺激也是发热原因。

包块：包块随腹痛出现，痛后消失，质软如囊，这多为胀大的肠管的一部分。另一种为实质性包块，或固定推不动，或可部分移动，前者说明病变浸润范围较广。

便血：久之引起贫血容易查出，危险的是小量但长期出血，肉眼难以辨出，除非做大便隐血试验才会发现出血。还因为是慢性失血，患者常能适应而无不适感觉。除失血外，肿瘤毒素对造血系统的抑制，也是造成部分患者贫血的原因。便血较多见于胃、结肠肿瘤。

黑便：可表现为黑便、便后滴血或鲜血便，血可与粪混或不混，主要视出血部位高低、出血量多少而定。黑便提示出血部位较高（离肛门远）。不论哪一种出血，都说明病变处血管有破裂，轻者为痔核、肛裂或黏膜损伤，重者可能是息肉、炎症、溃疡或肿瘤。

腹痛：不少患者排便之前常有轻微左下腹疼痛，多于排便后消失。但若腹痛持续存在，程度重，排便后不消失，或痛时可扪及包块，提示肠道有阻塞的可能，常由肿瘤、肠道粘连或神经肌肉病变引起。

第五节　便秘的检查与诊断

便秘的检查

临床上便秘的检查方法很多，常见的有：

视诊

有无肛裂、瘘口、痔脱垂、肛周炎症、血迹等。嘱患者作排便动作，有会阴下降者可见盆底以肛门为中心明显向下突出；再嘱收缩肛门，盆底支配神经严重受损者，收缩能力减弱或消失。

肛门指检

了解肛门括约功能，明确病变部位和性质，可提供重要依据。指检肛门括约肌紧张者多见于内括约肌失弛缓症，肛门紧张而兼疼痛者可能合并有肛裂；触及条柱状硬便及直肠明显膨大者，多见于直肠性便秘；便前检查直肠呈空虚状态，或触及粒状粪便者多见于结肠性便秘。指检时在直肠前方，耻骨联合以上若触及直肠向会阴方向突入者提示有直肠前突性便秘。

直肠指诊

若肛管张力增高，提示肛管附近可能有刺激性病变。如肛管不能通过一指，则肛管有器质性狭窄，常见于低位肿瘤、肛管手术后或不当的硬化剂注射后疤痕形成。部分患者直肠壶腹中可扪及坚硬粪块。若直肠中潴留大量粪便而并无便意，提示直肠无力。直肠前突患者在排便动作时，可在括约肌上、耻骨联合下方扪及袋状薄弱区。直肠内套叠患者，直肠壁松弛，指诊时直肠内有黏膜堆积的感觉，偶而也可扪及套叠之肠壁。

粪便检查

直肠性便秘的粪便常呈坚硬条柱状，因常有直肠黏膜继发性炎症，或排便时损伤肛门，粪便外表可见黏液或血迹；大便状如羊屎，干硬呈粒多见于痉挛性便秘；结肠易激综合征的粪便多呈羊粪状，或大便烂硬交替，大便带黏液，黏液涂片，检查一般正常或仅有少量的白细胞，便秘性直肠溃疡性结肠炎，大便多有红白细胞及黏液，但应注意与直肠肿瘤鉴别。

X 线检查

显示消化道有无狭窄、息肉、肿瘤、

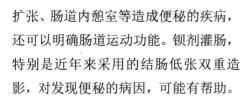

扩张、肠道内憩室等造成便秘的疾病，还可以明确肠道运动功能。钡剂灌肠，特别是近年来采用的结肠低张双重造影，对发现便秘的病因，可能有帮助。

排粪造影。排粪造影可显示造影剂的影像和利用荧光技术观察排便的过程、速度。此项检查目前广泛用于临床。排便造影对疑有以下病因的便秘患者具有重要价值：盆底肌协同失调（耻骨直肠肌矛盾性收缩）和直肠前突（如有经阴道直肠壁手术史）等。

钡剂检查。可了解钡剂通过胃肠道的时间、小肠与结肠的功能状态。肠易激综合征常表现为结肠袋加深，痉挛性便秘肠腔常紧张变细呈锯齿状或铅管状；弛缓性便秘或乙状结肠冗长者，大肠变长，扩张或下垂；出口梗阻性便秘，直肠明显扩大。对疑有结肠梗阻者，口服钡剂灌肠因可加重梗阻，应视为禁忌，为了明确结肠器质性病变的性质、部位与范围，宜用钡剂灌肠。

内窥镜检查

包括直肠镜、乙状结肠镜、纤维（电子）结肠镜检查等。可以在直视或通过屏幕清楚了解肛门大肠的病变的部位、性质、范围等外，还可取活体组织进行病理检查以明确诊断。

直肠镜检。简单实用，可直视观察直肠有无并发炎症、糜烂、溃疡、息肉、肿瘤、肛裂、痔瘘、狭窄，直肠黏膜是否松弛、脱垂、肠套叠等。

结肠镜检查。对由结肠冗长、巨结肠、溃疡性结肠炎、克隆氏病、结肠憩室、肠结核、肿瘤、肠梗阻、放射性肠炎、结肠易激综合征等引起的便秘，有重要的诊断和鉴别诊断价值。

肛门镜检查

内痔、低位直肠肿块均可窥及。当直肠黏膜有水肿、糜烂而难以用一般炎症解释时，应考虑直肠内套叠的可能性。如若有来源不明的血迹，尤为陈旧血迹，应警惕上方肿瘤的可能。

便秘的诊断标准

正常人的排便习惯没有一个固定的模式，个体之间存在较大的差异。

近年来对慢性便秘的诊断提出了量化的指标：即在不用通便剂的情况下，具备在过去 12 个月中至少 12 星期连续或间断出现以下 2 个或 2 个以上症状：①大于 1/4 时间有排便费力；②大于 1/4 的时间有粪便呈团块或硬结；③大于 1/4 时间有排便不尽感；④大于 1/4 的时间有排便时肛门阻塞感或肛门直肠梗阻；⑤大于 1/4 的时间有排便需用手法协助；⑥大于 1/4 的时间有每星期排便小于 3 次。

对慢性便秘患者的诊断还应包括：便秘的病因（和诱因）、程度及便秘类型。如能了解与便秘有关的受累及范围（结肠、肛门直肠）、受累组织（肌病或神经病变）、有无局部结构异常及其和便秘的因果关系，则对制订治疗方案和预测疗效均非常有用。对有报警征象（如便血、腹痛、腹块、贫血、消瘦等）的便秘患者，应强调病因调查；而对难治性便秘又缺乏报警征象者，则应强调确定便秘类型的重要性。

第六节　便秘的危害

老人便秘的危害

老人得了便秘，假如不治疗，任其发展，就非常可能造成严重后果。特别是患有高血压、动脉硬化、冠心病等病症的老年人，如果常常便秘，假如排便时用力过猛，可以使全身肌肉紧张、血管收缩，而造成血压骤升；同时因排便时用力，患者胸腔与腹腔的压力也会增大，致使血液冲至脑内血管，引起颅内压力剧增，造成脑血管破裂而发生脑出血。

此外，便秘的老人排便时，如果忽然用力，还会因腹压升高、精神紧张使机体出现应激反应，导致心肌暂时性缺血，造成心律失常或者心肌梗死，甚至猝死。

所以，老人必须重视便秘，万一得了便秘，要及时治疗。

孕产妇便秘的危害

1. 肠道毒素堆积，可发生肠源性内毒血症，对机体引起极为严重的后果，对胚胎发育中的宝宝造成极为严重的影响，甚至造成胎儿畸形的发生。

2. 乳房发育异常者在便秘的女性中占 23.2%，而在无便秘的女性中仅 5.1%，两者有明显不同。

此外，长时间便秘使肠道毒素堆积被人体吸收并进入乳汁，导致宝宝腹泻，影响宝宝生长发育。

3. 妊娠晚期，便秘会越来越严重，经常几日没有大便，甚至 1～2 周都没能排便，从而造成孕妇腹疼、肚胀。

4. 便秘严重的可造成肠梗阻，导致直肠脱垂，并发早产，危及母婴安危。曾有患者在妊娠 38 周时因便秘、肠梗阻造成小肠坏死而切除大多数小肠。

5. 影响分娩。有的便秘孕妇分娩时，堆积在肠管中的粪便阻碍胎儿下降，导致产程延长甚至难产。

6. 从美容学角度分析，长时间便秘者痤疮、疱疹的发生率很高，一般皮肤比较粗糙，面色无华，失于润泽，易产生孕妇斑。

7. 粪便在肠道积存使腹部膨大臃肿，一方面影响发育中的胎儿，挤压胎儿的生长空间；另一方面，影响形体美，是所谓"大肚子"的成因之一。

女性便秘的危害

专家提醒女性朋友一旦患了便秘，往往会有更多的危害，常见的有：

1. 胃肠神经功能紊乱：便秘时，粪便潴留，有害物质被人体吸收可引发胃肠神经功能紊乱而致食欲不振，腹部胀满、嗳气、口苦、肛门排气多等表现。

2. 患结肠癌：可能是因便秘而使肠内致癌物长时间不能排除所致，严重便秘者约10%会罹患结肠癌。

3. 引发性生活障碍：这是因为每次长时间用力排便，使直肠疲劳，肛门收缩过紧及盆腔底部痉挛性收缩的缘故，以致性欲减退，性生活没有高潮等。

4. 影响大脑功能：便秘时代谢产物久滞于消化道，细菌的作用产生大量有害物质，如甲烷、酚、氨等，这些物质部分扩散进入中枢神经系统，干扰大脑功能，突出表现是记忆力下降，注意力分散，思维迟钝等。

5. 引发肛肠疾患：便秘时，排便困难，粪便干燥，可直接引发或加强肛门直肠疾患。如直肠炎、肛裂、痔症等。

6. 养成粪便溃疡：较硬的粪块压迫肠腔及盆腔附近结构，使肠腔狭窄，阻碍了结肠扩张，使直肠或结肠受压而养成粪便溃疡，严重者可引发肠穿孔。

7. 诱发心脑血管疾病发作：临床上关于因便秘而用力增加腹压，屏气使劲排便造成的心脑血管疾病发作有逐年增多趋势。如诱发心绞痛，心肌梗死发作，脑出血，中风猝死等。

8. 易使妇女发生痛经，阴道痉挛，并产生尿潴留，尿路感染等症状。

第七节　便秘的预防

便秘的危害必须加以重视，如果不想失掉健康，就必须改变生活和饮食习惯，这是预防和治疗便秘的根本解决之道。

改善饮食习惯

不良饮食习惯是造成便秘的元凶之一，要预防便秘发生必须科学进餐。首先，膳食要均衡，通过饮食摄入的各种营养比例要恰当。每日总热量，要由蛋白质提供大约15%，脂肪提供25%～30%，碳水化合物提供55%～60%。米面等粮食制品、鱼肉类食品、蛋类食品、奶制品、豆制品、蔬菜、水果、植物油等都应该按量食用，任何一种食品都不能吃得过多或过少。其次，饮食品种多样化，不能偏食、挑食，不要过多食用辛辣食物。再次，适当多饮水。每天早晨空腹时最好能饮一杯温开水或蜂蜜水，以增加肠道蠕动，促进排便。

良好的生活规律

应当合理安排生活与工作，培养良好的作息习惯。要早睡早起，早起一时，活动片刻，及时就餐，能从容排便。起床晚、要赶上班，常顾不上吃早餐、解大便，打乱正常生理规律，最易引起便秘。对久坐少活动的脑力劳动者来说，要劳逸结合，适当参加文体活动。俗话说"活动活动，大便自通"。跑步，散步，做深呼吸运动，左右转身活动腰部等，可使胃肠活动加强，食欲增加，腹肌、膈肌、大腿肌得到锻炼，使排便顺利通畅。

促进局部血液循环

长期久坐者可以利用工作间隙做一做提肛运动，每次进行 30～50 下，增加肛门周围肌肉的收缩力，促进局部血液循环。

放松心情

平日，如果人们精神紧张或是受到惊吓，往往会感到口干、心跳加速，而这时体内的肠胃也会停止蠕动，这是一种生理性的对抗或逃生机制。因此，感到有便秘的压力时，不妨试着放松自己，或者听些轻快的音乐。

另外，开怀大笑也会使肚皮受到震动，并增加肠蠕动能力，可以有效地按摩腹部帮助消化，缓解压力与紧张，防治一两天内的便秘。

不滥用泻药

泻药经常服可导致对泻药的习惯性、依赖性甚至成瘾性；久服对肠黏膜的应激力减弱，结果泻药用量不断增加；久服泻药会造成肠胃功能紊乱，反而使便秘加重。

第八节　便秘的认识误区

便秘患者在饮食上，通常存在着一定的误区，需要引起注意：

膳食纤维应多食

膳食纤维的确可以缓解便秘，但是它也会引起胀气与腹痛，胃肠功能差者多吃反而会对肠胃道引起刺激。也不是全部含有丰富膳食纤维的饮食都有通便功效，例如山药，它性偏温热，吃多了反而会加重便秘。

多食香蕉可以通便

大多数人认为，香蕉是润肠的，实际上仅有熟透的香蕉才可有以上功能，假如多食了生的香蕉不但不能通便，反而会加重便秘。因为没有熟透的香蕉含比较多的鞣酸，对消化道有收敛功效，会压制胃肠蠕动。通常来说，把香蕉放置在透风处存放至表皮有黑斑，但是内中质地并没改变时吃最好。

多食萝卜可以通便

这是一个便秘饮食里很常见的误区。便秘分成非常多的类型，例如内热上火引起的热秘、脾肾亏虚与津液亏虚引起的虚秘等。在中老年便秘人群里，虚秘占的比例很大。通俗地说，则是胃肠动力不足。白萝卜有消食解气的功效，胀气性便秘吃点确实管用。但是对于老人来说，本来气就不足，再泻泄气，便秘就更重了。

油与肉都不能多食

各种机械都需要润滑油的帮助，各个轴承才可正常运转，在人体内也一样。因此，便秘的人需要略微多食些油，特别是香油，以及它的"前身"芝麻。每日一勺，一周就能改善便秘。至于肉，因高蛋白饮食对肠胃的刺激不足，便秘的人可以适当少吃。

喝茶可以通便

不少人都觉得茶可以去火通便，然而便秘者不要多喝。因茶有收敛功效，喝多了会加重便秘。然而，便秘者一定要多饮水。一般人一日喝1200毫升水，便秘者应喝到2000毫升，将这些水分成8～10次喝，可以保证肠道湿润，有助缓解便秘。

第二章

小小食材功效大，
便秘就该这样吃

第一节 蔬菜类

菠菜

❸ 增强胃肠动力

别　　名 菠棱菜、赤根菜、波斯草、鹦鹉菜、鼠根菜、角菜。

性味归经 味甘、辛，性凉，无毒；归肠、胃经。

建议食用量 每餐100～250克。

营养成分

植物粗纤维、胡萝卜素、维生素C、维生素E、芸香苷、辅酶Q_{10}、钙、磷、铁等。

防治便秘功效

菠菜含有大量的植物粗纤维，具有促进肠道蠕动的作用，利于排便，从而有效缓解便秘。对于痔疮、慢性胰腺炎、便秘、肛裂等病症有治疗作用。

良方妙方

热秘： 菠菜250克洗净切段焯水，加入姜汁、食盐、酱油、香油、味精、醋、花椒油各适量，调拌入味食用。

食用功效

菠菜含有较多的胡萝卜素，可以对抗人体的自由基，起到降血糖、降血压的作用，能够有效预防心脑血管疾病和高血压性脑病的发生。

菠菜中的含氟－生齐酚、6－羟甲基蝶陡二酮及微量元素物质，能促进人体新陈代谢，增进身体健康。大量食用菠菜，可降低中风的危险。

菠菜中所含的微量元素，能促进人体新陈代谢，增强身体免疫功能。菠菜提取物具有促进培养细胞增殖的作用，既抗衰老又能增强青春活力。我国民间以菠菜捣烂取汁，每周洗脸数次，连续使用一段时间，可清洁皮肤毛孔，减少皱纹及色素斑，保持皮肤光洁。

食用宜忌

生菠菜不宜与豆腐共煮，以免妨碍消化影响疗效，用沸水焯烫后便可与豆腐共煮。

电脑工作者、爱美的人应常食菠菜；糖尿病患者（尤其2型糖尿病患者）宜食。

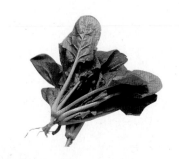

经典论述

《食疗本草》："利五脏，通肠胃热，解酒毒。"

养生食谱

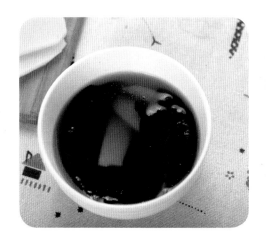

◆ 山药菠菜汤

主　料：山药20克，菠菜300克，猪瘦肉100克。

调　料：植物油、盐、味精各适量。

做　法：

1. 山药发透，切薄片；菠菜洗干净，去泥沙，切成4厘米长的段；猪瘦肉切片。

2. 将炒锅置武火上烧热，加入植物油，烧至六成热时，下入猪瘦肉，炒变色，加水适量，烧沸，下山药，煮20分钟，再入菠菜煮熟，加盐、味精即成。

功　效：清热、利尿、健脾、补血。

◆ 菠菜太极粥

主　料：菠菜50克，大米100克。

调　料：盐适量。

做　法：

1. 菠菜择洗干净，在沸水中焯一下过凉，捞起，用纱布将菠菜挤出汁备用；大米淘洗净。

2. 锅内倒水煮沸，放入大米，煮沸后转小火，熬煮30分钟至黏稠。

3. 将煮熟的粥分为两份，一份米粥中调入菠菜汁，调匀并加入盐。

4. 在碗中放上S形隔板，将两份备好的粥分别倒入隔板两侧，待粥稍凝便可以去除隔板，在菠菜粥的2/3处点一滴白粥，在白粥2/3处点一滴菠菜粥即可。

功　效：养血止血、敛阴润燥、通利肠胃。

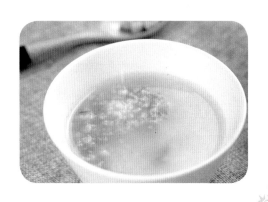

小白菜
加快大肠内毒素排出

别　　　名	鸡毛菜、油白菜。
性味归经	味甘，性平；归肺、胃、大肠经。
建议食用量	每餐100～200克。

营养成分

蛋白质、脂肪、碳水化合物、叶酸、膳食纤维、维生素A、胡萝卜素、硫胺素、核黄素、烟酸、维生素C、维生素E、钙、磷、钾、钠、碘、镁、铁等。

防治便秘功效

小白菜具有清热除烦、行气祛瘀、消肿散结、通利胃肠等功效。此外，小白菜中含有丰富的粗纤维，可增强肠胃动力，促进大肠蠕动，保持大便通畅，加快大肠内毒素的排出，达到防癌抗癌的目的。

黄金搭配

小白菜+虾米

二者同食，有解热除燥、补肾壮阳、滋阴清肺、健脾开胃之效，常吃有预防便秘、痔疮、动脉硬化、结肠肿瘤和某些心血管疾病的作用，还可有效防止牙龈出血及坏血症。特别适宜体弱乏力、肺热咳嗽者经常食用。

食用功效

小白菜是蔬菜中含矿物质和维生素最丰富的蔬菜之一，可煮食或炒食，亦可做成菜汤或者凉拌食用。小白菜所含营养成分与大白菜相近似，但其中钙的含量较高。小白菜性喜冷凉，几乎一年四季都可种植、上市，但如果从安全性和营养角度看，冬春季是小白菜食用的最佳季节。

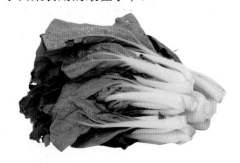

食用宜忌

用小白菜制作菜肴，炒、熬时间不宜过长，以免损失营养。一般人群均可食用；但脾胃虚寒、大便溏薄者，不宜多食。

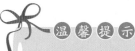

温馨提示

新鲜的小白菜呈绿色、鲜艳而有光泽、无黄叶、无腐烂、无虫蛀现象。在选购时，如发现小白菜的颜色暗淡，无光泽，夹有枯黄叶、腐烂叶，并有虫斑，则为劣质小白菜。

小白菜因质地娇嫩，容易腐烂变质，一般是随买随吃。如保存在冰箱内，至多能保鲜1～2天。

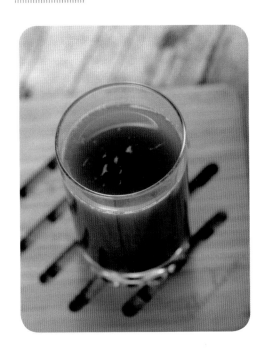

◆ 小白菜冬瓜汤

主　料：小白菜300克，冬瓜50克。

调　料：盐少许。

做　法：

1.把洗净的小白菜去根，切成小段；冬瓜去皮洗净，切成小段。

2.将水放入锅中，再将小白菜段和冬瓜段放入锅中，小火炖煮10分钟左右，加盐调味即可。

功　效：清热解毒、润肠通便。

◆ 小白菜汁

主　料：小白菜500克。

做　法：

1.将小白菜择好，洗净，置水锅沸水中煮3～5分钟。

2.放入榨汁机中加纯净水榨汁，过滤后即可饮用。

功　效：消肿散结、通利胃肠。

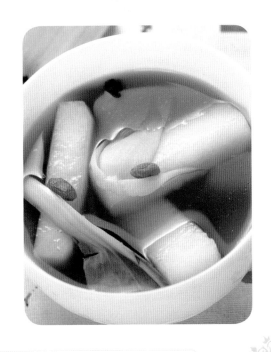

金针菇

富含食物纤维，预防便秘

别　　名	朴菰、构菌、冻菌、金菇、毛柄金钱菌。
性味归经	味甘，性凉；归肝、胃、大肠经。
建议食用量	每次 50 ~ 100 克。

营养成分

食物纤维、B 族维生素、维生素 C、碳水化合物、矿物质、胡萝卜素、多种氨基酸、植物血凝素、多糖、牛磺酸、香菇嘌呤、麦冬甾醇、细胞溶解毒素、冬菇细胞毒素等。

防治便秘功效

金针菇含有以海藻糖为主的糖分，因此金针菇具有黏性，且食物纤维含量很多，能增加胃肠动力，促进消化，预防便秘。

黄金搭配

金针菇 + 鸡肉

金针菇和鸡肉搭配食用，具有益气补血的功效。

金针菇 + 豆腐

金针菇和豆腐搭配食用，具有益智强体、降血糖的功效。

食用功效

金针菇是一种营养极为丰富的高蛋白、低脂肪的菌类食物，经常食用可降低胆固醇，被称为"减肥菇"；金针菇可抑制血脂升高，降低胆固醇，防治心脑血管疾病。

金针菇含有较全面的人体必需氨基酸，其中赖氨酸和精氨酸含量尤其丰富，且含锌和铁量比较高，对儿童的身高和智力发育有良好的作用，人称"智力菇"；金针菇能有效地促进人体内新陈代谢，有利于食物中各种营养素的吸收和利用。

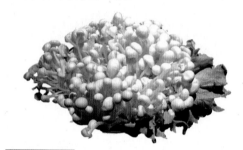

食用宜忌

新鲜的金针菇中含有秋水仙碱，食用后，对胃肠黏膜和呼吸道黏膜有强烈的刺激作用。所以，烹饪时把要金针菇煮软煮熟，使秋水仙碱遇热分解；凉拌时，要用沸水焯一下，让其熟透。

选购存储

短期存放新鲜的金针菇，可以先用开水焯一下，然后用保鲜膜包好，放到冰箱里冷藏。

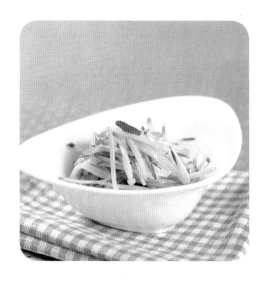

◆ 黄瓜拌金针菇

主　料：金针菇300克。

辅　料：黄瓜丝50克。

调　料：盐2克，鸡粉1克，香油2毫升，蒜茸2克。

做　法：

1. 将金针菇清洗干净改刀切成两段焯水。

2. 黄瓜洗净切成细丝。

3. 把金针菇和黄瓜丝放入容器中加盐、鸡粉、香油、蒜茸拌匀即可。

功　效：补肝益肠胃、利水消肿。

◆ 金针菇炒虾仁

主　料：金针菇150克，虾仁200克。

辅　料：青豆50克，鸡蛋清1个。

调　料：植物油、葱花、盐、淀粉、黄酒、酱油、味精各适量。

做　法：

1. 虾仁加鸡蛋清、淀粉、黄酒、盐，拌匀；金针菇切段。

2. 热锅放油，油热时放入葱花，炒香后放入虾仁，并加适量黄酒煸炒。

3. 3分钟后，加入准备好的金针菇、青豆，放入盐、酱油、味精翻炒，炒熟后即可。

功　效：补肾壮阳、通乳托毒、益智健脑。

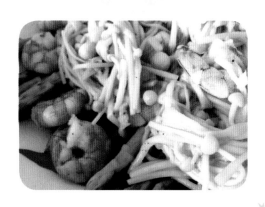

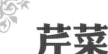

芹菜

高纤维的通便良蔬

别　　　名　旱芹、药芹、香芹、蒲芹。
性味归经　味甘、辛，性凉，无毒；
　　　　　　归肺、胃、肝经。
建议食用量　每餐50克。

营养成分

膳食纤维、多类维生素、蛋白质、脂肪、糖类、芫荽苷、挥发油、甘露醇、肌醇、磷、钙、铁等。

防治便秘功效

芹菜是高纤维食物，它经肠内消化作用生成木质素，高浓度时可抑制肠内细菌产生致癌物质，还可加快粪便在肠内的运转时间，减少致癌物与结肠黏膜的接触，达到预防结肠癌的目的。

黄金搭配

芹菜+核桃仁

芹菜与核桃仁搭配同食，能润肤美容、抗衰老、延年益寿。

芹菜+红枣

芹菜、红枣都含丰富的铁，二者搭配煮汤食用，有滋润皮肤、抗衰老、养血养精的作用。

食用功效

芹菜中所含的芹菜苷或芹菜素成分有镇静安神、平肝降压的作用，有利于安定情绪，消除烦恼烦躁；叶茎中还含有药效成分的芹菜苷、佛手苷内酯和挥发油，具有降血压、降血脂、防治动脉粥样硬化的作用；此外，芹菜含铁量较高，能补充女性经血的损失，食之能避免皮肤苍白、干燥、面色无华，而且可使目光有神，头发黑亮。

食用宜忌

宜食：高血压和动脉硬化的患者。

忌食：高血糖、经期妇女，脾胃虚寒者慎食；血压偏低者慎用；计划生育的男性应注意适量少食。

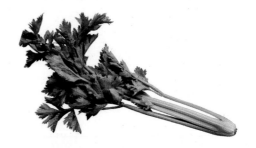

经典论述

1.《食鉴本草》："和醋食损齿，赤色者害人。"

2.《本草推陈》："治肝阳头痛，面红目赤，头重脚轻，步行飘摇等症。"

3.《卫生通讯》："清胃涤热，通利血脉，利口齿润喉，明目通鼻，醒脑健胃，润肺止咳。"

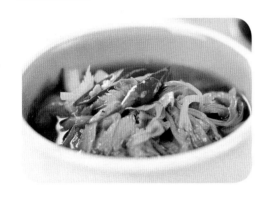

◆ 辣汁芹菜叶汤

主　料：芹菜叶100克。

辅　料：红辣椒2个。

调　料：辣酱10克，盐5克，味精少许，蚝油20毫升，葱末、姜末各适量。

做　法：

1. 芹菜叶洗净；红辣椒去蒂、籽，洗净，切节。

2. 将辣酱10克、盐5克、味精少许、蚝油20毫升倒入碗中，兑成酱汁待用。

3. 锅中倒入适量水烧开，加入酱汁、葱末、姜末煮开，下入芹菜叶、辣椒煮开即可。

功　效：平肝降压、安神镇静、抗癌防癌、利尿消肿。

◆ 芹菜拌花生

主　料：芹菜100克，胡萝卜80克，花生米60克。

调　料：八角、花椒各3克，桂皮4克，姜片6克，精盐1克，米醋3毫升，味精2克，香油3毫升。

做　法：

1. 先将八角、花椒、桂皮、姜片一同包入纱布中待用。

2. 锅中注入适量的清水，把花生米、调味包、精盐放入锅中。

3. 花生米煮熟后捞出备用。

4. 分别将芹菜和胡萝卜清洗干净，切成大小相当的小段，投入沸水中焯一下。

5. 把芹菜、胡萝卜、花生米一起装盘，加精盐、米醋、味精、香油搅拌后即可。

功　效：降压减脂。

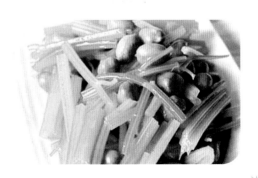

苋菜

促进体内毒素排出

别　　名	青香苋、红苋菜、红菜、野刺苋、米苋。
性味归经	味微甘，性凉；归肺、大肠经。
建议食用量	每餐 50 ~ 100 克。

营养成分

蛋白质、脂肪、无机盐、糖、粗纤维和多种维生素等营养成分，其中叶和种子含有高浓度赖氨酸，可补充谷类食物中氨基酸的组成缺陷。

防治便秘功效

苋菜常食可以减肥轻身促进排毒，防止便秘。苋菜性凉味甘，在夏季多食用红苋菜，具有清热解毒、治疗肠炎痢疾、大便干结和小便赤涩的效果。

良方妙方

大小便难：苋实末 25 克，以温开水分 2 次服。

食用功效

苋菜性凉味甘，长于清利湿热、清肝解毒、凉血散瘀，对于湿热所致的赤白痢疾及肝火上炎所致的目赤目痛、咽喉红肿等，均有一定的辅助治疗作用。苋菜对牙齿和骨骼的生长可起到促进作用，并能维持正常的心肌活动，防止肌肉痉挛。还具有促进凝血、增加血红蛋白含量并提高携氧能力、促进造血等功能。

食用宜忌

宜食：适合老年人、幼儿、妇女、减肥者食用。

忌食：慢性腹泻、脾弱便溏者慎服。

黄金搭配

苋菜 + 猪肝

苋菜宜和猪肝搭配，可以营养互补，有养肝、养血、明目的作用。

苋菜 + 鸡蛋

苋菜宜和鸡蛋搭配，可以营养互补，有滋阴润燥、清热解毒的作用。

经典论述

1.《随息居饮食谱》："苋通九窍。其实主青盲明目，而苋字从见。"

2.《本草衍义补遗》："苋，下血而又入血分，且善走，与马齿苋同服下胎，妙，临产者食，易产。"

养生食谱

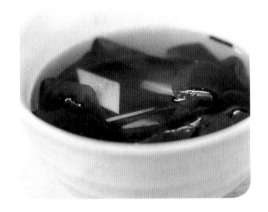

◆ 红苋菜山药汤

主　料：红苋菜150克，山药100克。

调　料：姜丝、葱丝、盐、味精、胡椒粉各适量。

做　法：

1. 红苋菜洗净，切段。

2. 山药洗净，去皮切菱形片。

3. 锅置火上，倒入适量水烧开，放入山药片煮熟后捞出，另换凉水再放入山药，加入调料烧开，放入红苋菜、姜丝、葱丝、盐、味精、胡椒粉煮熟即可。

功　效：补气、清热、益肾气、健脾胃。

◆ 苋菜香米粥

主　料：香米60克，红豆40克。

辅　料：苋菜40克。

调　料：姜丝、葱丝、盐、味精、胡椒粉各适量。

做　法：

1. 香米、红豆分别淘洗干净。

2. 苋菜洗净，切小段。

3. 锅置火上，加入适量水，放入红豆煮15分钟，再放入香米煮20分钟至稠，加入苋菜段、姜丝、葱丝、盐、味精、胡椒粉搅匀即可。

功　效：清热解毒、治痢。

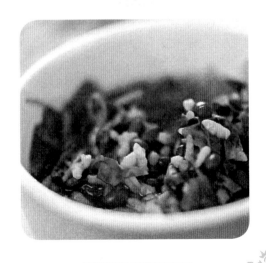

土豆

帮助人体代谢毒素

别　　名　马铃薯、洋芋、地蛋、山药蛋。

性味归经　味甘，性平、微凉；归脾、胃、大肠经。

建议食用量　每餐100～200克。

营养成分

淀粉、膳食纤维、胶质、蛋白质、脂肪、多类维生素、核酸、柠檬酸、土豆素、磷、钙、铁、钾等。

防治便秘功效

土豆含有大量的淀粉及蛋白质、B族维生素、维生素C等，能促进脾胃的消化功能，丰富的膳食纤维，能宽肠通便，帮助人体及时代谢毒素，防治便秘，预防肠道疾病发生。

良方妙方

1. 用鲜土豆1000克，切成细丝，绞汁，将其浓缩成黏糊状，加倍量蜂蜜，入火再煎，状如饴蜜时收膏，令冷装瓶，每日早晚各1匙。可以治疗便秘或惯性便秘。

2. 鲜土豆适量，洗净，切碎，榨汁，调入适量开水。每日早、午饭前服100毫升。功能宽肠通便。适用于习惯性便秘。

食用功效

土豆能供给人体大量有特殊保护作用的黏液蛋白。能促进消化道、呼吸道以及关节腔、浆膜腔的润滑，预防心血管和系统的脂肪沉积，保持血管的弹性，有利于预防动脉粥样硬化的发生。土豆同时又是一种碱性蔬菜，有利于体内酸碱平衡，中和体内代谢后产生的酸性物质，从而有一定的美容、抗衰老作用。

土豆含有丰富的维生素及钙、钾等微量元素，且易于消化吸收，营养丰富，在欧美国家特别是北美，土豆早就成为第二主食。土豆所含的钾能取代体内的钠，同时能将钠排出体外，有利于高血压和肾炎水肿患者的康复。

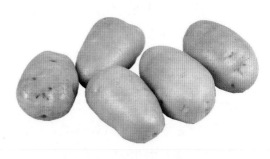

食用宜忌

土豆发芽，须深挖及削去芽附近的皮层，再用水浸泡，长时间煮，以清除和破坏龙葵碱，防止多食中毒。脾胃虚寒、易腹泻者应少食。

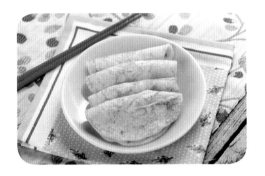

◆ 土豆泥饼

主　料： 土豆100克，面粉200克，鸡蛋2个。

调　料： 植物油、盐各适量。

做　法：

1. 把土豆洗净，蒸熟，去皮，捣成泥状，加入鸡蛋、盐、面粉和在一起，做成10个圆形的等分饼坯。

2. 锅中加油烧热，把土豆饼坯逐个放到油锅里炸1分钟捞出。

3. 将油锅继续加热，至七成热时，再将土豆饼坯放进去，再炸半分钟成金黄色即可。

功　效： 益胃通肠、减少胀气。

◆ 风味土豆泥

主　料： 土豆200克。

辅　料： 胡萝卜20克，西芹20克。

调　料： 炼乳20克，奶粉10克。

做　法：

1. 把土豆清洗干净去皮切成片，放蒸箱蒸30分钟软烂后打成泥状放容器里，加奶粉、炼乳拌匀。

2. 胡萝卜去皮切成丁焯水放入土豆泥中。

3. 西芹切粒焯水放土豆泥中拌匀即可。

功　效： 和胃调中、健脾益气。

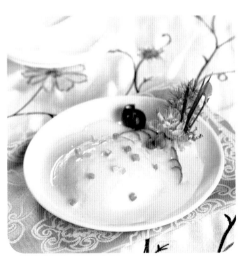

洋葱

抑制肠道坏菌增殖

别　　名 洋葱头、玉葱、圆葱、球葱、
　　　　葱头。

性味归经 味甘、微辛，性温；归肝、
　　　　脾、胃、肺经。

建议食用量 每餐 50 ～ 100 克。

营养成分

蛋白质、粗纤维、糖类、维生素 A、维生素 B、维生素 C、氨基酸、咖啡酸、柠檬酸、槲皮素、大蒜素、苹果酸、前列腺素 A、磷、钙、硒、铁等。

防治便秘功效

洋葱的硫黄成分在大肠与蛋白质或肠内的细菌结合，形成硫代氢，能促进肠蠕动，丰富的可溶性膳食纤维能刺激肠道，使肠道运动更旺盛，而寡糖也能抑制肠内坏菌增殖，有效改善便秘。

良方妙方

1. 肠炎、便秘、痔疮：将洋葱加工成葱汁，每日三餐饭前服用 1 汤匙。

2. 便秘：将洋葱洗净切丝，再加几片莴苣叶，然后倒入苹果醋，没过洋葱丝即可。经常食用可治疗便秘，稳定血压，还能有效改善睡眠。

食用功效

洋葱的防癌功效来自它富含的硒元素和槲皮素。硒是一种抗氧化剂，能刺激人体免疫反应，从而抑制癌细胞的分裂和生长，同时还可降低致癌物的毒性。而槲皮素则能抑制癌细胞活性，阻止癌细胞生长。一份调查显示，常吃洋葱比不吃的人患胃癌的概率少 25%，因胃癌致死者少 30%。

洋葱中含有植物杀菌素如大蒜素等，有很强的杀菌能力，能有效抵御流感病毒，预防感冒。这种植物杀菌素经由呼吸道、泌尿道、汗腺排出时，能刺激这些位置的细胞管道壁分泌，所以又有祛痰、利尿、发汗以及抑菌防腐等作用。

洋葱是目前所知唯一含前列腺素 A 的蔬菜。前列腺素 A 能扩张血管、降低血液黏度，因而会产生降血压，增加冠状动脉的血流量，预防血栓形成的作用。洋葱中含量丰富的槲皮素，其生物的可利用率很高，科学研究报告指出，槲皮素可能有助于防止低密度脂蛋白（LDL）的氧化，对于动脉粥样硬化，能提供重要的保护作用。

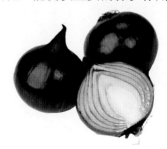

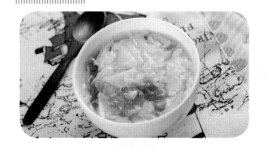

◆ 西红柿洋葱鸡蛋汤

主　料： 西红柿、洋葱各50克，鸡蛋1个。

调　料： 海带清汤、盐、白糖、酱油各适量。

做　法：

1.将西红柿洗净，焯烫后去皮，切块；洋葱洗净，切碎；鸡蛋打散，搅拌均匀。

2.锅置火上，放入海带清汤大火煮沸后加入洋葱、酱油，转中火再次煮沸后，加入西红柿，转小火煮2分钟。

3.将锅里的西红柿和洋葱汤煮沸后，加入蛋液，搅拌均匀加盐、白糖调味即可。

功　效： 健胃消食，可降脂降压，防止血栓的发生。

◆ 洋葱煎蛋饼

主　料： 鸡蛋150克，洋葱50克，青椒15克，红椒15克。

调　料： 黄油25毫升，精盐2克，胡椒粉2克，植物油100毫升。

做　法：

1.青椒、红椒、洋葱均洗净，切丝。

2.将鸡蛋的蛋清与蛋黄分离，先将蛋清搅打至浓厚，再加入蛋黄拌匀。

3.煎盘内加植物油50毫升，高火4分钟，倒入青椒、红椒、洋葱爆香，加入精盐、胡椒粉拌匀。

4.圆形盘中加植物油50克，高火5分钟，倒入蛋汁，煎成一块厚蛋皮，加入所有料，再加黄油，高火煎制半分钟即可。

功　效： 增进食欲，促进消化。

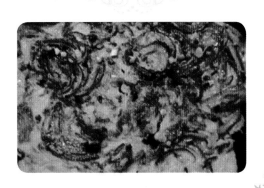

豌豆

清洁大肠，防止便秘

别　　名　雪豆、寒豆、麦豆、毕豆、留豆。

性味归经　味甘，性平；归脾、胃经。

建议食用量　每次100～200克。

营养成分

蛋白质、脂肪、碳水化合物、叶酸、膳食纤维、维生素A、胡萝卜素、硫胺素、核黄素、烟酸、维生素C、维生素E、钙、磷、钾、镁、铁、锌、硒、铜等。

防治便秘功效

豌豆中富含粗纤维，能促进大肠蠕动，保持大便通畅，起到清洁大肠的作用。豆苗中含有较为丰富的膳食纤维，可以防止便秘，有清肠作用。

食用宜忌

豌豆粒吃多了会发生腹胀，故不宜长期大量食用。炒熟的干豌豆不易消化，过量食用会引起消化不良、腹胀等症状。

许多优质粉丝是用干豌豆等豆类淀粉制成的，由于在加工时往往会加入明矾，经常大量食用会使体内的铝增加，影响健康。故应多选食新鲜豌豆。

食用功效

在豌豆荚和豆苗的嫩叶中富含胡萝卜素、维生素C和能分解体内亚硝胺的酶，具有抗癌防癌的作用。豌豆与一般蔬菜有所不同，其所含的有机酸、赤霉素和植物凝素等物质，具有抗菌消炎、增强新陈代谢的功效。豌豆中富含人体所需的各种营养物质，尤其是含有优质蛋白质，可以提高人体的抗病能力和康复能力。

良方妙方

豌豆芫荽汤：豌豆120克，陈皮10克，芫荽60克。加水煎汤，分2～3次温服。用于湿浊阻滞，脾胃不和，吐泻转筋。

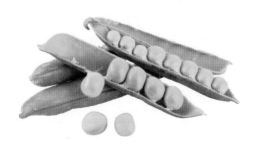

经典论述

1.《绍兴校定证类本草》："主调营卫，益中平气。"

2.《本草从新》："理脾胃。"

3.《医林纂要》："利小便。"

4.《随息居饮食谱》："煮食，和中生津，止渴下气，通乳消胀。"

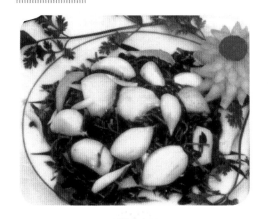

◆ 百合炒豌豆苗

主 料： 豌豆苗400克，鲜百合100克。

调 料： 植物油适量，盐4克，白糖少许，香油5毫升，蒜泥适量。

做 法：

1. 将百合放入滚水中氽烫约1分钟，捞出。豌豆苗洗净备用。

2. 锅中倒入油烧热，加入蒜泥略炒，放入豌豆苗、调味料，快炒至豌豆苗熟，盛入盘中。

3. 再用炒锅将烫好的百合略炒一下，淋香油，放在豌豆苗上即可。

功 效： 滋润心肺、止咳、补养五脏。

◆ 玉米豌豆羹

主 料： 豌豆25克，玉米（鲜）400克，菠萝25克，干枸杞子15克。

调 料： 冰糖适量，淀粉（玉米）10克。

做 法：

1. 将玉米粒洗净，上锅蒸1小时取出。

2. 菠萝切成玉米粒大小的颗粒；枸杞子用水泡发。

3. 烧热锅，加水与冰糖煮溶后放入玉米、枸杞子、菠萝、豌豆煮熟，用水淀粉勾芡即可。

功 效： 健脾开胃、通便润肠。

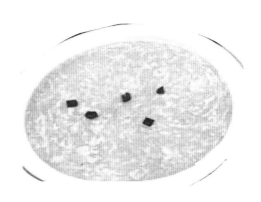

黄花菜

防治便秘、肠道癌

别　　名 金针菜、忘忧草、萱草花。

性味归经 味甘，性温；归肝、膀胱经。

建议食用量 每餐30～50克。

营养成分

蛋白质、脂肪、碳水化合物、粗纤维、钙、磷、胡萝卜素及多种维生素。

防治便秘功效

黄花菜含有丰富的粗纤维，能增强肠胃动力，加快肠道蠕动，促进大便的排泄，因此可作为防治便秘、肠道癌的食品。

饮食宝典

鲜黄花菜中含有一种叫"秋水仙碱"的物质，该有毒成分在高温60℃时可减弱或消失，因此食用时，应先将鲜黄花菜用开水焯过，再用清水浸泡2个小时以上，捞出用水洗净后再进行炒食，这样秋水仙碱就能被破坏掉，食用鲜黄花菜就安全了。

良方妙方

大便下血：黄花菜根、红枣各30克，水煎，分两次服。

食用功效

我国《营养学报》曾评价黄花菜具有显著的降低动物血清胆固醇的作用。我们知道，胆固醇的增高是导致中老年疾病和机体衰退的重要因素之一，能够抗衰老而味道鲜美、营养丰富的蔬菜并不多，而黄花菜恰恰具备了这些特点。

常吃黄花菜还能滋润皮肤，增强皮肤的韧性和弹力，可使皮肤细嫩饱满、润滑柔软、皱褶减少、色斑消退。黄花菜还有抗菌免疫功能，具有中轻度的消炎解毒功效，并在防止疾病传染方面有一定的作用。

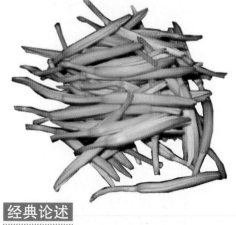

经典论述

1.《昆明民间常用草药》："补虚下奶，平肝利尿，消肿止血。"

2.《云南中草药选》："镇静，利尿，消肿。治头昏，心悸，小便不利，水肿，尿路感染，乳汁分泌不足，关节肿痛。"

3.《云南中草药》："养血补虚，清热。"

养生食谱
||||||||||||||||||||||

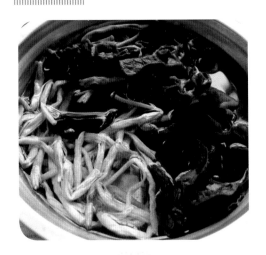

◆ 黄花木耳汤

主 料：干黄花菜30克，黑木耳20克。

调 料：盐、鸡精各5克，葱花适量，胡椒粉、味精各少许。

做 法：

1.黄花菜泡发，洗净去根；木耳用温水泡发好，撕成小朵。

2.锅置火上，倒油烧热，炒香葱花，放入黄花菜、木耳翻炒片刻，倒入适量清水煮开至熟，加盐、味精调味即可。

功 效：益气润肺、养血驻颜。

◆ 马齿苋黄花汤

主 料：干黄花菜50克，马齿苋100克。

调 料：盐5克，蒜片适量，味精、鸡精各少许。

做 法：

1.干黄花菜泡发后，切去根部；马齿苋洗净，切长段。

2.锅中放入适量水烧开，放入黄花菜用中小火煮开，快熟时放入马齿苋、蒜片同煮，加盐、味精、鸡精调味即可。

功 效：清热解毒、养血止血。

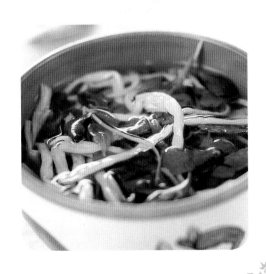

番茄

调整肠胃功能 防治便秘

别　　名　西红柿、洋柿子。

性味归经　味甘、酸，性微寒；归心、肺、胃经。

建议食用量　每天吃 2～3 个。

营养成分

蛋白质、脂肪、葡萄糖、蔗糖、果酸、柠檬酸、纤维素、胡萝卜素、维生素 B_1、维生素 B_2、维生素 C、维生素 E、番茄碱、谷胱甘肽、红浆果素、胡芦巴碱、磷、钙、铁、锌等。

防治便秘功效

番茄含苹果酸、柠檬酸等有机酸，能促进胃液分泌，增强对脂肪及蛋白质的消化。还能增加胃酸浓度，调整肠胃功能，有助肠胃疾病的康复。且其中所含果酸及纤维素，有助消化、润肠通便作用，可防治便秘。

黄金搭配

番茄 + 菜花

番茄宜与菜花搭配食用，可以增强抗毒能力，治疗胃溃疡、便秘、皮肤化脓、牙周炎、高血压、高血脂等。

番茄 + 芹菜

番茄与芹菜一起吃，降压、降脂作用更显著，对高血压、高血脂患者适宜。

食用功效

番茄含有丰富的维生素、矿物质、碳水化合物、有机酸及少量的蛋白质，有利尿、抑制多种细菌的作用。番茄中含有的维生素可以保护血管，治疗高血压，还有推迟细胞衰老、增加人体抗癌能力的作用。番茄中的胡萝卜素可维持皮肤弹性，促进骨骼钙化，防治儿童佝偻病、夜盲症和眼睛干燥症。番茄中富含番茄碱、谷胱甘肽、红浆果素、胡芦巴碱等成分，能有效降低血糖，而且番茄所含的脂肪、糖分热量都很低，适合糖尿病患者及肥胖者食用。

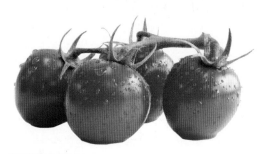

食用宜忌

不要吃不成熟的番茄，因为青色的番茄含有大量有毒的番茄碱，尤其是孕妇食用后，会出现恶心、呕吐、全身乏力等中毒症状，对胎儿发育有害。

各家论述

《陆川本草》："生津止渴，健胃消食。治口渴，食欲不振。"

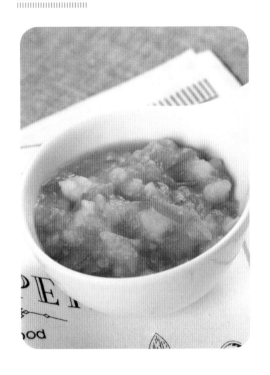

◆ 西红柿汁

主　　料：西红柿500克。

做　　法：

1.把西红柿洗干净，用热水烫后去皮。

2.再用纱布包好用手挤压出汁倒入杯中，再加入少许的温开水调匀，即可饮用。

功　　效：生津止渴、健胃消食。

◆ 西红柿土豆羹

主　　料：西红柿、土豆各1个，肉末20克。

做　　法：

1.西红柿洗净，去皮，切碎；土豆洗净，煮熟，去皮，压成泥。

2.将西红柿碎、土豆泥与肉末一起搅匀，上锅蒸熟即可。

功　　效：健脾开胃、防止便秘。

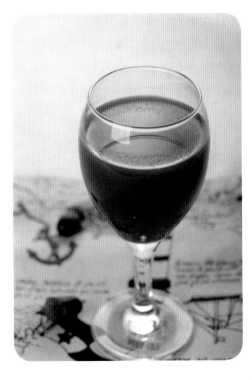

茭白

祛热生津，利尿通便

别　　名　菰菜、茭瓜、茭笋。
性味归经　味甘，性寒；归肝、脾、
　　　　　　肺经。
建议食用量　每餐30～60克。

营养成分

蛋白质、脂肪、糖类、碳水化合物、维生素 B_1、维生素 B_2、维生素 E、微量胡萝卜素和矿物质等。

防治便秘功效

茭白可滑利肠道，有利尿通便的功效，适宜大便不通、小便不利者食用，还能祛热生津，缓解便秘引起的烦热、口渴等病症。

良方妙方

高血压、大便秘结、心胸烦热：茭白30～60克，旱芹菜30克。水煎服。

食用宜忌

吃茭白也有禁忌人群，肾功能不全者要少吃，因为它所含草酸较多。脾胃虚寒有肠炎、爱拉肚子的人也不宜多吃，《本草汇言》中明确指出："脾胃虚冷作泻者勿食。"

食用功效

茭白甘寒，性滑而利，既能利尿祛水，辅助治疗四肢浮肿、小便不利等症，又能清暑解烦而止渴，具有祛热、生津、止渴、利尿、除湿、通利的功效，主治暑湿腹痛、中焦痼热、烦渴、二便不利以及酒毒、乳少等症。秋季食用尤为适宜，可清热通便，还能解除酒毒，治酒醉不醒。茭白含较多的碳水化合物、蛋白质、脂肪等，能补充人体的营养物质，具有健壮肌体的作用。茭白还能退黄疸，对于黄疸型肝炎有益。

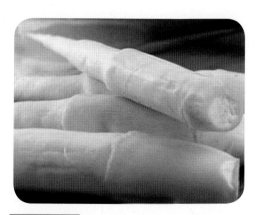

经典论述

1.《食疗本草》："利五脏邪气，酒皶面赤，白癞，疬疡，目赤，热毒风气，卒心痛，可盐、醋煮食之。"

2.《本草拾遗》："祛烦热，止渴，除目黄，利大小便，止热痢，解酒毒。"

3.《日华子本草》："菰叶，利五脏。"

养生食谱
||||||||||||||||||||

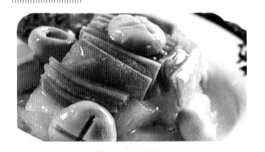

◆ 口蘑烧茭白

主 料：干口蘑20克，茭白500克。

调 料：精盐3克，黄酒5毫升，葱、生姜各5克，素鲜汤750毫升，湿淀粉10克，香油5克，植物油500毫升（实耗约50毫升），料酒、味精、白糖各适量。

做 法：

1. 茭白切成均匀的条；干口蘑用温水泡软后洗净，切片；葱切段，姜切片。

2. 锅中加油大火烧热，油烧至五成热时下入茭白条滑透，起锅倒入漏勺中控油。

3. 锅底留少许油，下入葱段、姜片，炸至金黄色时烹入素鲜汤，加入料酒、精盐、白糖。锅开后下入口蘑片、茭白条、味精烧透，用水淀粉勾芡，淋香油，起锅装盘即可。

功 效：清热除烦、滋阴润燥、通利肠胃。

◆ 茭白炒鸡蛋

主 料：鸡蛋50克，茭白100克。

调 料：熟猪油10毫升，精盐、味精、葱花、高汤各适量。

做 法：

1. 将茭白去皮，洗净，切成丝。

2. 鸡蛋磕入碗内，加入精盐调匀。将熟猪油放入锅中烧热，葱花爆香，放入茭白丝翻炒几下，加入精盐及高汤，炒干汤汁，待熟后盛入盘内。

3. 另起锅放入熟猪油烧热，倒入鸡蛋液，同时将炒过的茭白放入一同炒拌，鸡蛋熟后点入味精装盘即可。

功 效：解热毒、除烦渴、利小便。适用于黄疸型肝炎，小便色黄，大便秘结等症状。

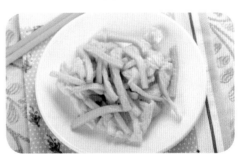

荸荠

缓解热结便秘

别　　名 马蹄、南荠、乌芋、马荠、
　　　　地粟、尾梨。
性味归经 味甘，性寒；归肺、胃经。
建议食用量 每天 100 克。

营养成分

淀粉、蛋白质、粗脂肪、钙、磷、铁、维生素 A、维生素 B_1、维生素 B_2、维生素 C 等，还含有抗癌、降低血压的有效成分 —— 荸荠英。

防治便秘功效

荸荠生食寒性较为明显，它富含黏液质，具有润肠通便、清热通淋的功效，适合大便热结、小便黄赤的患者食用。

良方妙方

通肠利便：荸荠 500 克，煮熟捣烂，加盐、姜、豆粉，挤成丸子，油炸后捞起。生粉勾芡成卤，浇在丸子上，味鲜滑口，可消食开胃、利肠通便。

虚秘：荸荠 250 克，猪肚一具，黄酒、生姜各适量。把荸荠放入猪肚内；以针线缝合。猪肚放入砂锅中，加清水、黄酒、生姜，旺火烧沸后转小火煮，煮糜烂即成。

食疗功效

荸荠中含磷量是根茎类蔬菜中较高的，能促进人体生长发育和维持生理功能的需要，对牙齿骨骼的发育有很大好处，同时可促进体内的糖、脂肪、蛋白质三大物质的代谢，调节酸碱平衡，因此荸荠适于儿童食用。

英国在对荸荠的研究中发现一种"荸荠英"，这种物质对黄金色葡萄球菌、大肠杆菌、产气杆菌及绿脓杆菌均有一定的抑制作用，对降低血压也有一定效果。这种物质还对癌肿有防治作用。

荸荠质嫩多津，可治疗热病津伤口渴之症，对糖尿病尿多者，有一定的辅助治疗作用。

荸荠水煎汤汁能利尿排淋，对于小便淋沥涩通者有一定治疗作用，可作为尿路感染患者的食疗佳品。近年研究发现荸荠含有一种抗病毒物质，可抑制流脑、流感病毒，能用于预防流脑及流感的传播。

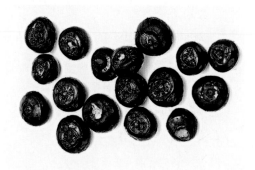

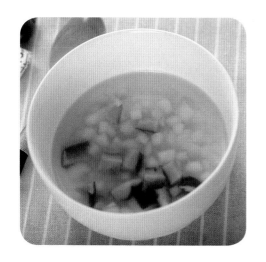

◆ 荸荠香菇汤

主　料：荸荠100克，水发香菇50克。

调　料：色拉油、水淀粉、香油、精盐、味精各适量。

做　法：

1.荸荠去皮切丁，香菇切丁。

2.锅中加入色拉油，倒入双丁拌匀后加水，高火12分钟煮沸，加入盐、味精、香油，调味后以少许水淀粉勾芡即可。

功　效：清热、降压。

◆ 蜇头马蹄羹

主　料：海蜇头150克，马蹄100克，枸杞子20克。

调　料：盐5克，味精、胡椒粉各少许，水淀粉适量。

做　法：

1.海蜇头泡洗干净，切片，用70～80℃的水焯过，备用；马蹄洗净，去皮，切片备用；枸杞子洗净。

2.锅中加水烧开，下入马蹄片、枸杞子烧开，加盐、味精、胡椒粉调味，用水淀粉勾芡，放入海蜇头煮至熟即可。

功　效：清热化痰、消积化滞、润肠通便。适用于实热便秘患者。

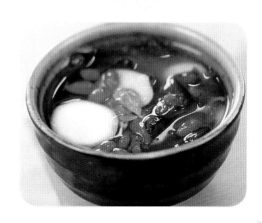

黄瓜

清除宿便

别　　名 胡瓜、刺瓜、青瓜。

性味归经 味甘，性凉；归脾、胃、大肠经。

建议食用量 每天 100 ～ 500 克。

营养成分

蛋白质、糖类、纤维素、黄瓜酶、维生素 B_2、维生素 C、维生素 E、胡萝卜素、烟酸、钙、磷、铁等。

防治便秘功效

黄瓜含有细纤维素，这种纤维素能够促进肠道蠕动，帮助体内宿便的排出。营养丰富的黄瓜有利于"清扫"体内垃圾，常吃有助于预防肾结石。

食用宜忌

宜食：适宜肥胖、高血压、高血脂、水肿、嗜酒者食用，是糖尿病患者首选的食品之一。

忌食：中医认为黄瓜性凉，胃寒患者生食易致腹痛泄泻。

良方妙方

1. 热痢：嫩黄瓜洗净去皮，鲜吃，每次约 250 克。

2. 烫伤：鲜黄瓜洗净，捣烂以汁涂患处。

食用功效

黄瓜中的黄瓜酶，有很强的生物活性，能有效地促进人体的新陈代谢，用黄瓜捣汁涂擦皮肤，有润肤、舒展皱纹的功效；黄瓜中所含的葡萄糖苷、果糖等不参与通常的糖代谢，故糖尿病患者以黄瓜代替淀粉类食物充饥，血糖非但不会升高，反而会降低；黄瓜中所含的丙醇二酸，可抑制糖类物质转化为脂肪。

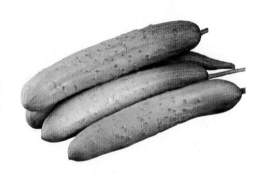

食用宜忌

1. 《食物与治病》："黄瓜水分多且有清甜味，生吃能解渴清热，但多食则易于积热生湿。若患疮疥、脚气和有虚肿者食之易加重病情。小儿多食易生疳虫。"

2. 《日用本草》："除胸中热，解烦渴，利水道。"

3. 《滇南本草》："解疮癣热毒，消烦渴。"

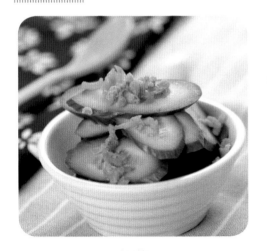

◆ 金钩黄瓜

主　料：海米10克，嫩黄瓜250克。

调　料：香油、精盐、味精各适量。

做　法：

1. 海米放入碗内，加入少许清水，隔水蒸至酥透时取出，放一边备用。

2. 将黄瓜洗净，切去两头后切成片，用盐腌渍片刻，滤去盐水，拌入少许味精，浇上备用的海米和水，淋上香油后即成。

功　效：理气开胃。

◆ 黄瓜汁

主　料：黄瓜2根，生蜂蜜50～100毫升。

做　法：

1. 黄瓜洗净后削掉外皮，切段。

2. 将黄瓜段放进榨汁机打成汁，或者用手动式榨汁器碾压挤出汁，煮沸，晾温即可。

3. 加入蜂蜜50～100毫升，混合后搅拌均匀，每次服15～30毫升，每天2～3次，三日为一疗程，便通即止。

功　效：滑肠通便。适用于小儿便秘。

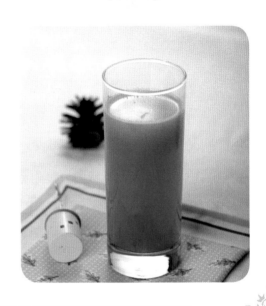

丝瓜

❖ 预防便秘，加速排毒

别　　名　天罗、绵瓜、布瓜、天络瓜。

性味归经　味甘，性凉；归肝、胃、肺经。

建议食用量　每餐 100 ~ 300 克。

营养成分

蛋白质、脂肪、碳水化合物、维生素 B_1、维生素 C、皂苷、植物黏液、木糖胶、丝瓜苦味质、瓜氨酸、钙、磷、铁等。

防治便秘功效

丝瓜中所含的皂苷和黏液有利于濡润大肠，从而使大肠通畅，能预防便秘，加快机体的排毒过程，帮助提升新陈代谢。

黄金搭配

丝瓜 + 鸡蛋

鸡蛋可润肺利咽、清热解毒，二者搭配同食，具有清热解毒、滋阴润燥、养血通乳的功效。

丝瓜 + 虾米

丝瓜与虾米搭配具有滋肺阴、补肾阳的功效。

食用功效

丝瓜中含防止皮肤老化的 B 族维生素、增白皮肤的维生素 C 等成分，能保护皮肤、消除斑块，使皮肤白皙、细嫩，是不可多得的美容佳品，故丝瓜汁有"美人水"之称。女士多吃丝瓜对调理月经也有帮助。丝瓜藤茎的汁液具有保持皮肤弹性的特殊功效，能美容去皱；丝瓜提取物对乙型脑炎病毒有明显的预防作用，在丝瓜组织培养液中还提取到一种具抗过敏作用的物质。中医认为丝瓜性凉味甘，有清暑凉血、解毒通便、祛风化痰、下乳汁等功效。

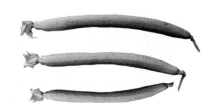

饮食宝典

丝瓜的味道清甜，烹制丝瓜时应尽量保持清淡，烹煮时不宜加酱油和豆瓣酱等口味较重的酱料，以免抢味。油要少用，可勾薄芡，用味精或胡椒粉提味，这样才能突出丝瓜香嫩爽口的特点。

经典论述

《本草纲目》："老者烧存性，服，祛风化痰，凉血解毒，杀虫，通经络，行血脉，下乳汁。"

养生食谱

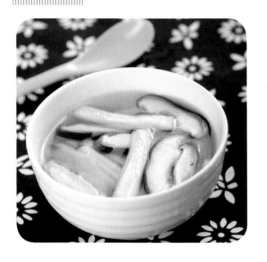

◆ 丝瓜香菇汤

主　料：丝瓜250克，香菇100克。

调料：葱、姜、味精、盐各适量，植物油少许。

做　法：

1. 将丝瓜洗净，去皮棱，切开，去瓤，再切成段；香菇用凉水发后，洗净。

2. 起油锅，将香菇略炒，加清水适量煮沸3～5分钟，入丝瓜稍煮，加葱、姜、盐、味精调味即成。

功　效：清热解毒。

◆ 丝瓜杏仁排骨粥

主　料：新嫩鲜丝瓜40克，排骨100克，大米50克，杏仁10克。

调　料：生姜少许，盐适量。

做　法：

1. 丝瓜洗净后去皮切片；杏仁热水去皮；排骨洗净热水焯一遍；大米洗净浸泡半小时。

2. 向锅内依次放入适量清水、排骨、姜片，大火煮沸后转小火慢炖约1小时。

3. 向锅内加入大米、杏仁，中火煮沸后转小火慢炖，再放入丝瓜及盐少许，10分钟后关火出锅即可。

功　效：清热解毒、消炎。

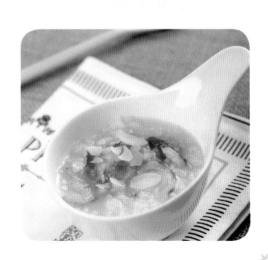

南瓜

─── 促进胆汁分泌

别　　名	麦瓜、番瓜、倭瓜、金瓜、伏瓜、饭瓜、北瓜。
性味归经	味甘，性温；归脾、胃经。
建议食用量	每次 200 ~ 500 克。

营养成分

蛋白质、膳食纤维、碳水化合物、果胶、烟酸、维生素 C、氨基酸、活性蛋白、胡萝卜素、维生素 A、钙、钾、钴、镁、铁、铜、锰、铬、硼等。

防治便秘功效

南瓜所含成分能促进胆汁分泌，加强肠胃蠕动，帮助食物消化，同时其中的果胶可以让我们免受粗糙食品的刺激，保护胃肠道黏膜。

黄金搭配

南瓜 + 小米

两者搭配食用具有补中益气、健脾益胃的功效，对脾胃虚弱、气短倦怠等症有很好的辅助食疗的作用。

南瓜 + 大枣

两者搭配食用具有健脾益气、化痰止咳的功效，适用于慢性支气管炎患者食用。

食用功效

南瓜含有丰富的维生素和果胶，尤其是胡萝卜素的含量很高，果胶有很好的吸附性，能黏结与消除体内细菌毒素和其他有害物质，如重金属铅、汞和放射性元素，能起到解毒作用。

南瓜中含有丰富的果胶和微量元素钴，果胶可延缓肠道对糖和脂质吸收，钴能活跃人体的新陈代谢，促进造血功能，并参与人体内维生素 B 的合成，是人体胰岛素细胞所必需的微量元素，对防止糖尿病、降低血糖有特殊的疗效，能够有效预防心脑血管疾病的发生。

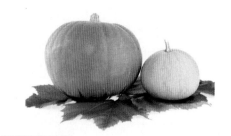

食用宜忌

宜食：适宜肥胖者、糖尿病患者和中老年人食用。

忌食：南瓜性温，胃热炽盛者、湿热气滞者少吃。

良方妙方

便秘：南瓜 120 克切成方块，煮熟后加入牛奶 400 毫升，装在瓶中，放冰箱里保存，每天饮用 1 次。

养生食谱

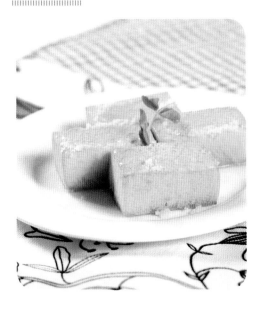

◆ 蜂蜜芝士烤南瓜

主 料：南瓜350克。

辅 料：芝士30克。

调 料：蜂蜜20毫升。

做 法：

1.将南瓜去皮改刀成长6厘米宽4厘米的长方块，入烤箱烤20分钟外干内软（烤箱温度180℃）。

2.烤好的南瓜上刷上蜂蜜放入芝士片再烤5分钟，芝士片软化上色即可。

功 效：滋阴润燥、补中益气。

◆ 南瓜百合蒸饭

主 料：小南瓜1个，大米150克，鲜百合75克。

调 料：冰糖、白糖各适量。

做 法：

1.鲜百合逐瓣掰开，清洗干净；大米淘洗干净备用。

2.锅中放入冰糖、白糖，加沸水溶化备用。

3.南瓜洗净，将顶部打开，去籽、瓤，做成南瓜盅备用。

4.将大米、百合装入南瓜盅内，倒入溶化的糖汁，水量没过食材约2厘米，加盖蒸30分钟即可。

功 效：补中益气、清肺润燥。

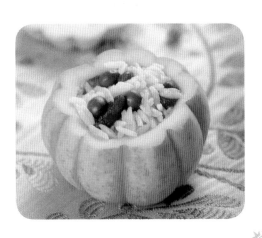

白萝卜

消除便秘美容颜

别　　名 莱菔。

性味归经 味甘、辛，性凉；归脾、胃、肺、大肠经。

建议食用量 每餐100～200克。

营养成分

蛋白质、糖类、碳水化合物、维生素、芥子油、木质素、淀粉酶和粗纤维、钾等。

防治便秘功效

白萝卜中的芥子油能促进胃肠道蠕动，增进食欲，帮助消化；白萝卜含有丰富的膳食纤维，能帮助排出肠道毒素，具有防治便秘以及慢性痢疾的作用。

生活实用小窍门

新鲜白萝卜，色泽嫩白、根须笔直、分量较重。捏起来表面比较硬实。如果白萝卜表面的气眼排列均匀，并在一条直线上，大多数情况下是甜心白萝卜，反之，则可能会有些辣。

良方妙方

萝卜子10～30克。炒黄研粉，糖开水送服。本方适用于顽固性便秘。

食用功效

白萝卜中的淀粉酶能分解食物中的淀粉，使之得到充分的吸收；白萝卜含有木质素，能提高巨噬细胞的活力，促进吞噬癌细胞；此外，白萝卜所含的多种酶，能分解致癌的亚硝胺，具有防癌作用；白萝卜还可以降低胆固醇，防止胆结石形成；白萝卜含有丰富的钾元素，能有效预防高血压。

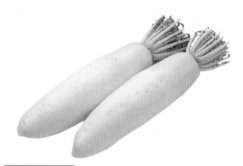

食用宜忌

白萝卜可生食、炒食、煮食，或煎汤、捣汁饮，做药膳，或外敷患处。烹饪中也可作配料和点缀。白萝卜种类较多，生吃以汁多辣味少者为好，平时不爱吃凉性食物者以熟食为宜。

经典论述

1.《随息居饮食谱》："治咳嗽失音、咽喉诸病，解煤毒、茄毒。熟者下气和中，补脾运食，生津液，御风寒，止带浊，泽胎养血。"

2.《本草纲目》："主吞酸，化积滞，解酒毒，散瘀血，甚效。"

养生食谱

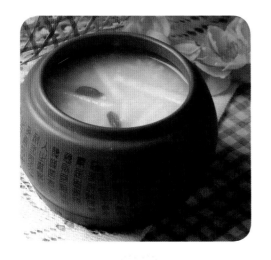

◆ 芥末萝卜粥

主 料：芥末10克，白萝卜150克，大米150克。

做 法：

1.将大米洗净，萝卜切成滚刀块。

2.锅中加适量水烧开后放入大米，待半熟后放入白萝卜煮15分钟，最后放芥末搅匀即可。

功 效：温中散寒、顺气清肺。《本草纲目》上载，芥末"温中散寒，豁痰利窍。治胃寒吐食，肺寒咳嗽，风冷气痛，口噤唇紧。消散痈肿、瘀血"。

◆ 白萝卜圆白菜汁

主 料：圆白菜叶4片，白萝卜半根，柠檬汁适量。

做 法：将白萝卜、圆白菜菜叶彻底洗净，切碎，放入榨汁机中加适量凉开水榨汁，最后加柠檬汁调味即可。

功 效：健脾胃、缓解胃炎。

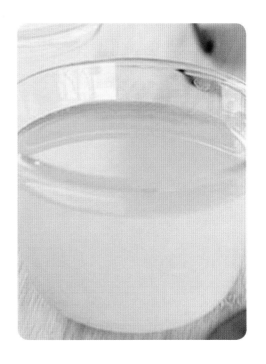

胡萝卜

利膈宽肠，通便防癌

别　　名　红萝卜、黄萝卜、金笋、丁香萝卜、药萝卜。

性味归经　味甘，性平；归肺、脾、肝经。

建议食用量　每次100～200克。

营养成分

糖类、蛋白质、脂肪、纤维素、挥发油、胡萝卜素、维生素A、维生素B_1、维生素B_2、花青素、槲皮素、木质素、干扰素诱生剂、钙、铁、磷等。

防治便秘功效

胡萝卜含有植物纤维，吸水性强，在肠道中体积容易膨胀，是肠道中的"充盈物质"，可加强肠道的蠕动，从而利膈宽肠，通便防癌。

食用宜忌

胡萝卜适宜高血压、夜盲症、干眼症患者以及营养不良、食欲不振、皮肤粗糙者食用。

胡萝卜最好炒熟后食用，因为胡萝卜中所含的是脂溶性的维生素，与油混合后有利于吸收。

良方妙方

胡萝卜与苹果适量捣烂取汁，每天早上空腹服半酒盅，服一个月，可治好多年便秘。

食用功效

胡萝卜中含有丰富的胡萝卜素，可以起到清除人体中血液和肠道中的自由基，达到防治心脑血管疾病的作用，因此对于冠心病、高血压患者来说，日常常吃胡萝卜，可以起到保护心脑血管健康的作用；胡萝卜素有补肝明目的作用，可治疗夜盲症；胡萝卜素摄入人体消化器官后，可以转化为维生素A，是骨骼正常生长发育的必需物质，有助于细胞增殖与生长，对促进婴幼儿的生长发育具有重要意义；胡萝卜中的木质素也能增强人体免疫机制，间接消灭癌细胞。

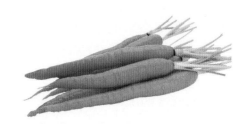

经典论述

1. 《本草求真》："胡萝卜，因味辛则散，味甘则和，质重则降，故能宽中下气。而使肠胃之邪，与之俱去也。"

2. 《医林纂要》："胡萝卜，甘补辛润，故壮阳暖下，功用似蛇床子。"

养生食谱

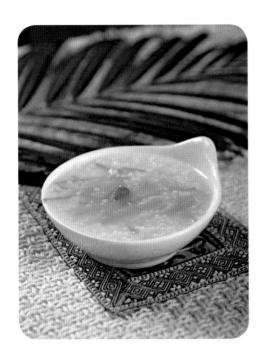

◆ **胡萝卜炒黄瓜**

主　料： 胡萝卜、黄瓜各200克。

调　料： 精盐、味精各2克，酱油、料酒各5毫升，葱花、姜末各5克，植物油20毫升。

做　法：

1. 先将胡萝卜和黄瓜切片。

2. 锅内倒入植物油，油热后用葱花、姜末炝锅。

3. 放入胡萝卜、黄瓜及调味料翻炒片刻即可装盘，佐餐食用。

功　效： 益肝明目、利膈宽肠、增强免疫功能。

◆ **胡萝卜小米粥**

主　料： 小米100克，胡萝卜100克，矿泉水适量。

做　法：

1. 小米洗净，胡萝卜去皮切丝。

2. 把水烧开加入小米和胡萝卜丝同煮15分钟，小米软糯即可。

功　效： 益脾开胃、补虚明目。

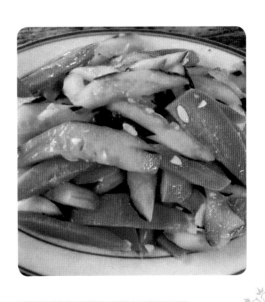

茄子

防治痔疮出血

别　　名　落苏、茄瓜。

性味归经　味甘，性凉；归脾、胃、大肠经。

建议食用量　每次 100 ~ 200 克。

营养成分

蛋白质、脂肪、碳水化合物、维生素、花青素、龙葵碱、钙、磷、铁等。

防治便秘功效

茄子能加速肠道蠕动，减少粪便在肠道的滞留时间，改善消化系统功能，缓解便秘，还能有效防治痔疮出血，减轻患者痛苦。

烹饪锦囊

茄子遇热极易氧化，颜色会变黑而影响美观，如果烹调前先放入热油锅中稍炸，控油后再与其他的材料同炒，则不容易变色；茄子切成块或片后，由于氧化作用会很快由白变褐，如果将切成块的茄子立即放入水中浸泡，待做菜时再捞起滤干，也可避免茄子变色。

良方妙方

1. 高血压、痔疮下血、便秘：鲜茄子 2 条（约 150 克），洗净后切开放在碗内，加油盐少许，隔水蒸熟食用，每日 1 次。

2. 肠风下血：经霜茄连蒂，烧存性，研细末，每日空腹伴少量温酒服 6 克。

食用功效

茄子含丰富的植物化学物质，这种物质能增强人体细胞间的黏着力，增强毛细血管的弹性，降低毛细血管的脆性及渗透性，防止微血管破裂出血，使心血管保持正常的功能。茄子含有龙葵碱，能抑制消化系统肿瘤的增殖，对于防治胃癌有一定效果。此外，茄子含有维生素 E，有抗衰老功效，常吃茄子，可防止血液中胆固醇水平增高，对延缓人体衰老具有积极的意义。

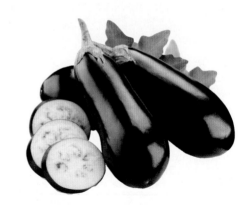

经典论述

1.《滇南本草》："散血，消乳疼，消肿宽肠。烧灰米汤饮，治肠风下血不止及血痔。"

2.《饮膳正要》："动风发疮及痼疾，不可多食。"

3.《本草纲目》："茄性寒利，多食心腹痛下利，妇人能伤子宫。"

养生食谱
||||||||||||||||||||

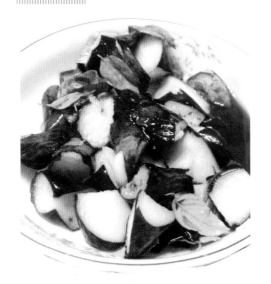

◆ 炒茄子

主 料：茄子400克。

调 料：料酒、葱末、姜末、蒜泥、盐、白糖、醋各适量，植物油30毫升。

做 法：

1.茄子洗净切块，放入沸水中焯3～5分钟后，捞出备用。

2.锅内注油烧热，放入葱、蒜、姜末，滴料酒同炒片刻，再放入茄块、盐、白糖、醋炒匀后即可出锅。

功 效：清热解毒。

◆ 蒸茄子

主 料：茄子250克。

调 料：盐、香油、蒜茸各适量。

做 法：

1.茄子洗净后切成大条状，放入碗中，入蒸笼蒸20分钟左右。

2.将蒸熟的茄子取出，趁热放盐，淋上香油和蒜茸即成。

功 效：清热解毒、除湿。适用于高血压、内痔下血、便秘的患者。

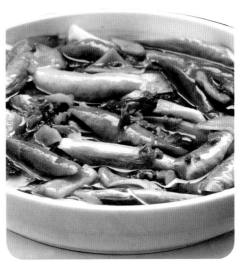

香菇

·促进消化，调理便秘

别　　名　香蕈、香信、厚菇、花菇、冬菇。

性味归经　味甘，性平；归脾、胃经。

建议食用量　每餐约50克。

营养成分

蛋白质、脂肪、碳水化合物、叶酸、膳食纤维、核黄素、烟酸、维生素C、钙、磷、钾、钠、镁、铁等。

防治便秘功效

香菇可健脾养胃、益气活血，且含有丰富的蛋白质、膳食纤维等成分，能增强肠胃动力，用于调理消化不良、便秘等症。

食用宜忌

香菇适合贫血者、抵抗力低下者和高血脂、高血压、动脉硬化、糖尿病、癌症、肾炎患者食用。正常人亦可经常食用。

良方妙方

1. 便秘：香菇500克，鲜桃仁200克，鸡汤550毫升，精盐、料酒、湿淀粉、白糖各适量，做汤食用。

2. 痔疮出血：香菇焙干研末，每次3克，温开水送下，日2次。

食用功效

香菇营养丰富，具备多种养生功效。香菇里面含有一种十分特别的酸性成分，能够有效地降低血脂和胆固醇，香菇中还含有丰富的膳食纤维，可以促进肠胃的蠕动，帮助身体清除垃圾。香菇菌盖部分含有双链结构的核糖核酸，进入人体后，会产生具有抗癌作用的干扰素；香菇还对糖尿病、肺结核、传染性肝炎、神经炎等疾病起治疗作用，又可用于消化不良、便秘等病症。

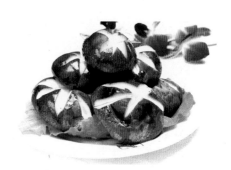

经典论述

1.《本草求真》："香蕈味甘性平，大能益胃助食，及理小便不禁。"

2.《医林纂要》："可托痘毒。"

3.《现代实用中药》："为补偿维生素D的要剂，预防佝偻病，并治贫血。"

养生食谱

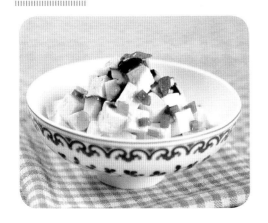

◆ 香菇豆腐

主　料：香菇150克。

辅　料：豆腐150克，清汤100毫升。

调　料：盐2克，葱、姜各5克，香油3毫升，鸡粉2克，胡椒粉适量。

做　法：

1.将鲜香菇洗净去根，加葱、姜、清汤煮熟捞出切成粒备用。

2.豆腐切成方块加盐、鸡粉、清汤煨入味。

3.香菇粒加盐、鸡粉、胡椒粉、香油调好味撒在豆腐上即可。

功　效：降低胆固醇、宽中益气、清热散血。

◆ 冬菇烧白菜

主　料：白菜200克，冬菇30克。

调　料：盐、植物油、葱、姜、高汤各适量。

做　法：

1.冬菇用温水泡发，去蒂，洗净；白菜洗净，切成段；葱、姜分别洗净，切成末。

2.锅置火上，放适量植物油烧热后，下葱末、姜末爆香，再放入白菜段炒至半熟后，放入冬菇和高汤，转中火炖至软烂，加盐调味即可。

功　效：清热解毒。

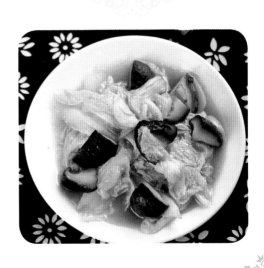

紫菜
利水消肿的天然海藻

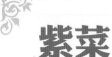

别　　名 索菜、子菜、甘紫菜、海苔。

性味归经 味甘、咸，性寒；归肺经。

建议食用量 每餐干品5～15克。

营养成分

蛋白质、脂肪、碳水化合物、紫菜多糖、胆碱、粗纤维、胡萝卜素、硫胺素、核黄素、烟酸、抗坏血酸、碘、钙、镁、铁等。

防治便秘功效

紫菜是海产品，富含碘和粗纤维，能清除肠内腐败物、积气和黏液，对预防和治疗各种便秘有积极的意义。

食用宜忌

紫菜在食用前应用清水泡发，并换1～2次水以清除污染、毒素。若凉水浸泡后的紫菜呈蓝紫色，说明该菜在包装前已被有毒物所污染，这种紫菜对人体有害，不能食用。

良方妙方

紫菜10克，香油2小勺，酱油数滴，味精0.5克。每晚饭前半小时，用开水冲泡一碗，温服，一般第二天即可排便。

食用功效

紫菜含紫菜多糖，有明显的抗凝血作用，并能显著降低血液黏度、血浆黏度，并且有明显的降血糖作用；紫菜营养丰富，含碘量很高，富含胆碱和钙、镁、铁，能增强记忆、治疗妇幼贫血，促进骨骼、牙齿的生长和保健；紫菜所含的多糖可增强细胞免疫和体液免疫功能，促进淋巴细胞转化，提高人体的免疫力。

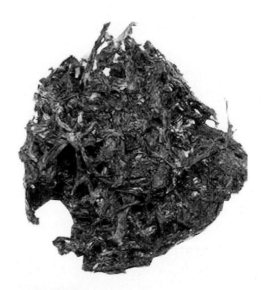

经典论述

1.《本草纲目》："病瘿瘤脚气者宜食之。"

2.《食疗本草》："下热气，若热气塞咽喉者，汁饮之。"

3.《中药药理学》："干嚼之，治肺坏疽的起始吐臭痰者。"

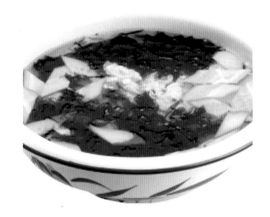

◆ 五色紫菜汤

主　料：紫菜5克，竹笋10克，豆腐50克，菠菜、水发冬菇各25克。

调　料：酱油、姜末、香油各适量。

做　法：

1. 将紫菜洗净，撕碎；豆腐焯水，切块；冬菇、竹笋均洗净，切细丝；菠菜洗净，切小段。

2. 锅中放入适量清水煮沸，下竹笋丝略焯，捞出沥水备用。

3. 另取一锅加水煮沸，下冬菇、竹笋、豆腐、紫菜、菠菜，放酱油、姜末，待汤煮沸时，淋少许香油即可。

功　效：清热利尿、补肾养心、降低血压，促进人体代谢。

◆ 紫菜黄瓜汤

主　料：紫菜10克，黄瓜100克。

调　料：海米、精盐、味精、酱油、香油各适量。

做　法：

1. 将黄瓜洗净切成菱形片状，紫菜、海米洗净。

2. 锅内加入清汤，烧沸后，投入黄瓜、海米、精盐、酱油，煮沸后撇去浮沫，下入紫菜，淋上香油，撒入味精，调匀即成。

功　效：润肠通便。

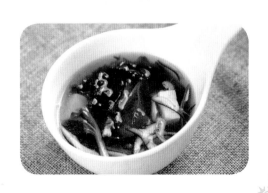

竹笋

促进消化防肠癌

别　　名　笋、毛笋、竹芽、竹萌。

性味归经　味甘，性微寒；归胃、肺经。

建议食用量　每餐100～250克。

营养成分

蛋白质、氨基酸、脂肪、糖类、粗纤维、胡萝卜素、维生素 B_1、维生素 B_2、维生素 C、钙、磷、铁等。

防治便秘功效

竹笋甘寒通利，其所含有的植物纤维可以增加肠道水分的储留量，促进胃肠蠕动，降低肠内压力，减少粪便黏度，使粪便变软利排出，用于治疗便秘，预防肠癌。

食用宜忌

竹笋含有丰富的粗纤维和草酸，患有胃溃疡、胃出血、肾炎、肝硬化、肠炎、尿路结石者，以及低钙、骨质疏松、佝偻病的人不宜多吃，以免影响钙的吸收。

经典论述

《食物本草》："消痰，除热狂，壮热头痛，头风，并妊妇头旋颠仆，惊悸，瘟疫，迷闷，小儿惊痫，天吊。"

食用功效

竹笋含有一种白色的含氮物质，构成了竹笋独有的清香，具有开胃、促进消化、增强食欲的作用，可用于治疗胃胀、消化不良、胃口不好等病症；此外，它的高含量纤维素在肠内可以减少人体对脂肪的吸收，减少与高血脂有关疾病的发病率；竹笋中植物蛋白、维生素及微量元素的含量均很高，有助于增强机体的免疫功能，提高防病抗病能力；竹笋含脂肪、淀粉很少，属天然低脂、低热量食品，是肥胖者减肥的佳品。

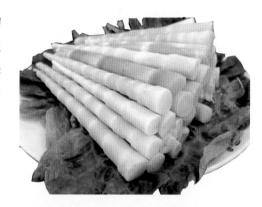

温馨提示

笋壳色泽鲜黄或淡黄略带粉红、完整且饱满光洁的质量较好。根部的"痣"红的竹笋鲜嫩，节与节之间距离越近越嫩。鲜竹笋存放时不要剥壳，否则会失去清香味，放在阴凉干燥处即可。

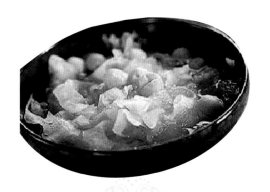

◆ 竹笋银耳汤

主　料：鲜笋尖60克，银耳30克。

辅　料：莲子20克，鸡蛋1个。

调　料：盐5克。

做　法：

1.先将竹笋洗净切片，银耳用水泡发去蒂，莲子去芯，鸡蛋打入碗中搅成糊。

2.锅中放水煮沸，倒入鸡蛋糊，加入竹笋、银耳、莲子，用小火烧5分钟，加盐调味即可食用。每次餐前先喝汤吃料，也可当减肥点心食用。

功　效：祛湿利水、润肺养颜。

◆ 鲜嫩笋尖粥

主　料：大米100克，鲜笋尖60克，香菇30克。

调　料：香葱末3克，盐5克。

做　法：

1.大米淘洗干净，备用；笋尖洗净，切斜段，焯水备用；香菇泡发，去蒂，切丝。

2.锅中倒入适量水，放入大米煮开，转小火煮20分钟，加笋尖、香菇丝、香葱末、盐再煮约10分钟即可。

功　效：通血脉、化痰涎、消食胀。

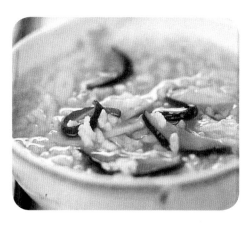

第二节 水果、干果类

苹果

缩短排便时间

别　　　名 滔婆、柰、柰子、平波。

性味归经 味甘、酸，性平；归脾、肺经。

建议食用量 每天1～2个（200～300克）。

营养成分

糖类、蛋白质、脂肪、粗纤维、胶质、有机酸、胡萝卜素、维生素B_1、维生素B_2、维生素C、烟酸、山梨醇、香橙素、黄酮类化合物、钾、钙、磷、铁、锌等。

防治便秘功效

苹果含有大量的粗纤维，常吃可以使肠道内胆固醇减少，滑利肠道，缩短排便时间，协助人体顺利排出废物，减少有害物质对皮肤的危害。

黄金搭配

苹果＋鱼肉

苹果中富含果胶，有止泻的作用，与清淡的鱼肉搭配，营养丰富，美味可口。

苹果＋洋葱

苹果和洋葱都含有黄酮类天然抗氧化剂，同食可保护心脏。

食用功效

在空气污染的环境中，多吃苹果可改善呼吸系统和肺功能，保护肺部免受污染和烟尘的影响；苹果中含的多酚及黄酮类天然化学抗氧化物质，可以减少患癌的危险；苹果特有的香味可以缓解压力过大造成的不良情绪，还有提神醒脑的功效；苹果中含有大量的矿物质，可使皮肤细腻、润滑、红润有光泽。

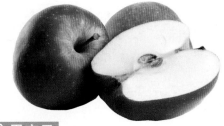

食用宜忌

苹果的营养很丰富。吃苹果时最好细嚼慢咽，这样有利于消化和吸收。食欲不好者不要饭前或饭后马上吃水果，以免影响正常的进食及消化。

选购存储

苹果以个大适中、果皮光洁、颜色艳丽、软硬适中、果皮无虫眼和损伤、肉质细密、酸甜适度、气味芳香者为佳。

苹果应在低温增湿环境下保存，可包在塑料袋里放在冰箱中冷藏保存。切开或削皮的苹果可以在冷开水或柠檬汁中短时间存放，以防止氧化变褐。

养生食谱

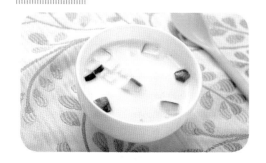

◆ 杏仁苹果豆腐羹

主　料：豆腐1块，杏仁20粒，苹果1个，冬菇4只。

调　料：食盐、植物油、白糖、味精各少许，淀粉适量。

做　法：

1.将豆腐切成小块，置水中泡一下捞出。冬菇洗净，切碎，搅成茸，和豆腐煮至滚开，加上食盐、菜油、糖，用淀粉同调成芡汁，制成豆腐羹。

2.杏仁用温水泡一下，去皮；苹果洗净去皮切成粒，同搅成茸。

3.豆腐羹冷却后，加上杏仁、苹果糊、味精拌匀，即成杏仁苹果豆腐羹。

功　效：提高免疫力，防止贫血。

◆ 苹果汁

主　料：苹果1个。

做　法：

1.苹果洗净、去皮、去核，切成小块。

2.放入榨汁机，加适量白开水搅打成汁，或者用手动式榨汁器碾压挤出果汁，煮沸即可。

功　效：清洁肝、肾，减少肝脏或肾脏疾病。

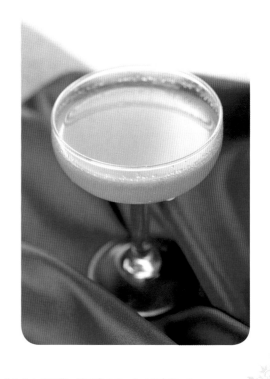

梨

●→帮助排毒，净化血液

别　　名 雪梨、香水梨、青梨。

性味归经 味甘、微酸，性凉；归肺、
胃经。

建议食用量 每天1～2个（200～300
克）。

营养成分

蛋白质、脂肪、果胶、维生素
B_1、维生素 B_2、维生素 C、胡萝卜素、
葡萄糖、果糖、蔗糖、有机酸、酸鞣、
钙、磷、铁等。

防治便秘功效

梨富含多种维生素、矿物质和微
量元素，且果胶含量很高，有助于消化、
通利大便，能够帮助器官排毒，净化
血液。便秘日久，体内毒素蕴积过多
的患者可适当食用。

黄金搭配

雪梨＋冰糖

冰糖有补中益气，和胃润肺的功
效。冰糖炖雪梨养阴生津、润肺止咳，
对肺燥、肺虚、风寒劳累所致的咳喘
有很好的辅助治疗作用。

食用功效

梨中含有丰富的维生素和矿物质。
梨鲜嫩多汁，86%都是水分，能促进食
欲、祛痰止咳，对咽喉有养护作用。

梨性凉并能清热镇静，能改善头
晕目眩等症状。梨含有大量的水和有
机酸等物质，有降火解暑的功效，十
分有利于保持大小便畅通，是天热时
补充水分和营养的佳品。

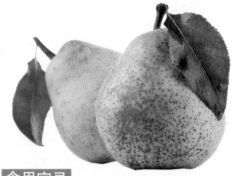

食用宜忌

宜食：适宜心脏病、肝炎、口渴、
支气管炎、高血压者食用。

忌食：腹泻、胃寒者少食或不食。

经典论述

1. 《本草通玄》："生者清六腑
之热，熟者滋五脏之阴。"

2. 《本草求原》："梨汁煮粥，治
小儿疳热及风热昏躁。"

3. 《本草纲目》："润肺凉心，
消痰降火，解疮毒酒毒。"

养生食谱

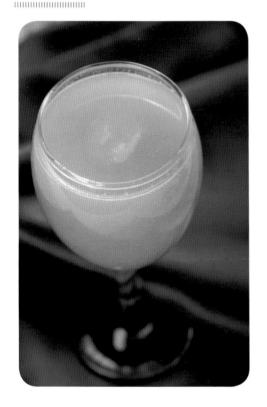

◆ 雪梨山楂粥

主　料：雪梨1个，大米50克，山楂30克。

调　料：白糖适量。

做　法：

1. 大米清洗干净后，放入冰柜当中冰冻2个小时后小火熬粥。

2. 雪梨、山楂分别洗净，去核，切丁。

3. 砂锅置火上，加入适量清水，放入大米煮粥。

4. 将雪梨、山楂倒入砂锅粥内，煮沸即可。

功　效：生津润燥、清热化痰、消积化滞。

◆ 雪梨汁

主　料：雪梨1个。

调　料：冰糖适量。

做　法：

1. 雪梨洗净，去皮去核切成小块。

2. 放入榨汁机，加适量白开水及冰糖，榨成果汁即可。

功　效：养阴清热。

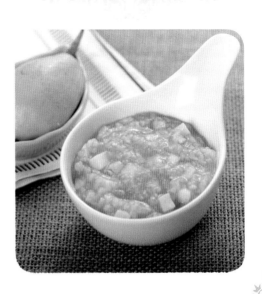

香蕉

通便清肠热

别　　名　蕉子、蕉果、甘蕉。

性味归经　味甘，性寒；归肺、大
　　　　　肠经。

建议食用量　每天1~2个。

营养成分

碳水化合物、蛋白质、粗纤维、磷、钙、镁、钾、锰、锌、铜、铁等。

防治便秘功效

香蕉肉质黏软，且含有粗纤维，能润滑肠道，从而防治便秘。适合老年人、习惯性便秘者、痔疮出血者食用。

黄金搭配

香蕉＋李子

香蕉配李子汁，有活血生津、清热、润肠通便之功效，适于肝硬化伴便秘者食用。

食用宜忌

香蕉中有较多的镁元素，镁是影响心脏功能的敏感元素，对心血管产生抑制作用。空腹吃香蕉会使人体中的镁骤然升高从而对心血管产生抑制作用，不利于身体健康。

食用功效

香蕉含有大量糖类物质及其他营养成分，可充饥、补充营养及热量；香蕉属于高钾食品，钾离子可强化肌力及肌耐力，因此特别受运动员的喜爱，同时钾对人体的钠具有抑制作用，多吃香蕉，可降低血压，预防高血压和心血管疾病；香蕉果肉甲醇提取物对细菌、真菌有抑制作用，可消炎解毒。

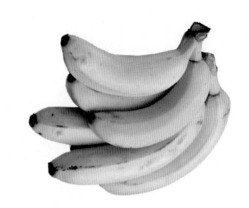

经典论述

1.《本草求原》："止咳润肺解酒，清脾滑肠，脾火盛者食之，反能止泻止痢。"

2.《本草纲目拾遗》："收麻风毒。两广等地湿热，人多染麻风，所属住处，人不敢处，必种香蕉木本结实于院中，一年后，其毒尽入树中乃敢居。"

3.《日用本草》："生食破血，合金疮，解酒毒；干者解肌热烦渴。"

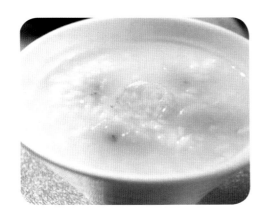

◆ 香蕉粳米粥

主　料：新鲜香蕉250克，粳米100克。

调　料：冰糖适量。

做　法：

1. 先将香蕉去皮，切成丁状。

2. 粳米淘洗干净，以清水浸泡2小时后捞出沥干。

3. 将锅放火上，倒入1000毫升清水，加入粳米，用旺火煮沸，再加入香蕉丁、冰糖，改用小火熬30分钟即成。

功　效：清热、润肠、健脾。凡温热病、烦渴、大便秘结、痔疮出血者适于常吃。

◆ 香蕉鲜奶汁

主　料：新鲜熟透香蕉300克。

配　料：鲜牛奶100毫升，蜂蜜适量。

做　法：将香蕉去皮切段，放入果汁机中，倒入鲜牛奶，搅拌均匀，果汁与果肉一同倒入杯中，加入蜂蜜调味即可。

功　效：除热、润肠、通便，尤其适合热结便秘者食用。

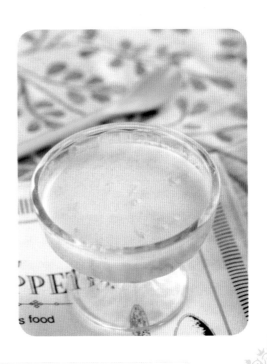

猕猴桃

·清热降火，润燥通便

别　名	毛桃、藤梨、奇异果。
性味归经	味甘、酸，性寒；归脾、胃经。
建议食用量	每天1～2个（100～200克）。

营养成分

糖类、蛋白质、脂肪、膳食纤维、果胶、维生素C、维生素E、胡萝卜素、硫胺素、氨基酸、猕猴桃碱、钾、磷、钙、镁、铁等。

防治便秘功效

猕猴桃含有丰富的膳食纤维，可以促进胃肠蠕动，促进食物消化。此外，猕猴桃还含有丰富的果胶，果胶有着润肠通便的作用，可以帮助清除肠道中的残留废料，促进排便，改善便秘。同时，果胶还可以控制身体对脂肪的吸收。

黄金搭配

猕猴桃＋酸奶

猕猴桃与酸奶搭配可促进肠道健康，帮助肠内益生菌的生长，有利于便秘的缓解。

猕猴桃＋姜汁

猕猴桃与姜汁相宜，可和胃止呕。

食用功效

猕猴桃中的赖氨酸、甲硫氨基酸是帮助肉碱合成的必需氨基酸。而肉碱则是促进脂肪燃烧的有效成分，可以将体内多余的脂肪转化为热量。所以，多吃猕猴桃对减肥帮助甚大。

猕猴桃是一种降压功效极强的水果，它含有很多对人体健康有益的矿物质，包括丰富的钾、镁、钙、铁，还含有胡萝卜素和维生素C、维生素E。多食用猕猴桃可促进钙的吸收，预防老年骨质疏松，抑制胆固醇的沉积，从而防治动脉硬化；多食用猕猴桃，还能阻止体内产生过多的过氧化物，防止老年斑的形成，延缓人体衰老。

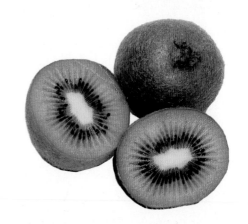

食用宜忌

宜食：适宜高血压、心脏病、动脉硬化、消化道疾病、癌症患者和孕妇食用。

忌食：脾胃虚寒者不宜多食。

养生食谱

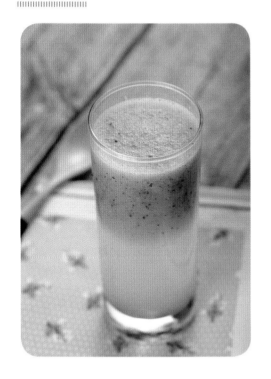

◆ 猕猴桃菠萝苹果汁

主　料： 猕猴桃1个，菠萝半个，苹果1个。

做　法：

1. 猕猴桃用勺将果肉挖出。

2. 苹果洗净，去核，切块；菠萝去皮，切块，用淡盐水浸泡10分钟。

3. 将猕猴桃、苹果和菠萝倒入榨汁机中，加适量凉开水，搅打成汁即可。

功　效： 润燥通便。

◆ 猕猴桃汁

主　料： 猕猴桃2个。

调　料： 白糖适量。

做　法： 将猕猴桃洗干净，去皮，与凉开水一起放入榨汁机中榨出果汁，倒入杯中，加入白糖即可饮用。

功　效： 清热生津、健脾止泻、止渴利尿。

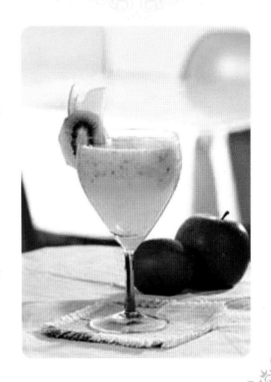

松仁

·减小排便阻力

别　　　名　罗松子、海松子、红松果、松元。

性味归经　味甘，性平；归肝、肺、大肠经。

建议食用量　每次20克。

营养成分

脂肪、蛋白质、碳水化合物、维生素E、不饱和脂肪酸、油酸酯、亚油酸、镁、钙、铁、磷、钾等。

防治便秘功效

松子仁中的脂肪成分是油酸、亚油酸等不饱和脂肪酸，能润肠通便缓泻而不伤正气，对老人体虚便秘、小儿津亏便秘有一定的食疗作用。

良方妙方

1. 黑芝麻、胡桃仁、松子仁各25克，蜂蜜适量，共捣烂加蜂蜜调服。每日1次，早晨空腹服。治便秘。

2. 松仁25克，火麻仁20克，瓜蒌仁25克，水煎，日服1剂。治便秘。

黄金搭配

杧果＋松子

松子富含维生素E，与富含胡萝卜素的杧果同食，有抗老防衰，降低癌症发生的概率。

食用功效

松子中富含不饱和脂肪酸，如亚油酸、亚麻酸等，能降低血脂，预防心血管疾病；松子中所含的大量矿物质如钙、镁、铁、磷、钾等，能给人体组织提供丰富的营养成分，强壮筋骨，消除疲劳，对大脑和神经有补益作用，是学生和脑力劳动者的健脑佳品，对老年人保健有极大的益处；松子中维生素E含量高，有很好的软化血管、延缓衰老的作用，既是中老年人的理想保健食物，也是女士润肤美容的理想食物。

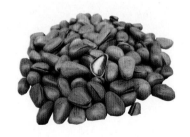

食用宜忌

宜食：一般人群均可食用，尤其适宜中老年体质虚弱、久咳无痰者；便秘、慢性支气管炎、心脑血管疾病者宜食。

忌食：咳嗽痰多、便溏、精滑、腹泻者应忌食。松子所含有的油脂很丰富，所以胆功能严重不良者需慎食。

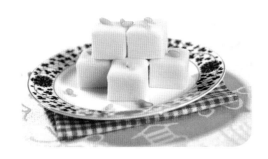

◆ 松子板栗糕

主　料：板栗300克。

辅　料：松子30克，琼脂5克，冰糖50克，金丝蜜枣20克。

做　法：

1. 板栗蒸熟去皮过箩。

2. 松子炒熟炒香，琼脂用清水泡软；金丝蜜枣切成丝。

3. 锅中放少许水、放入琼脂熬化，加入冰糖、栗子粉、枣丝熬成糊状倒入盘中，放冷藏柜中定形。

4. 等栗子凉透定形后取出切成块装盘即可。

功　效：健脾益气、润肺养血、润肠通便。

◆ 松子粥

主　料：大米100克，松子仁20克。

调　料：蜂蜜适量。

做　法：

1. 将大米用清水洗净，备用。

2. 将大米置于锅内煮熟，备用。

3. 将松仁和水研末为膏，入粥内，煮沸。

4. 根据个人喜好放入适量的蜂蜜，即可食用。

功　效：补虚、养液、润肺、滑肠。适用于中老年及体弱早衰、产后体虚、头晕目眩、肺燥咳嗽咳血、慢性便秘等症。

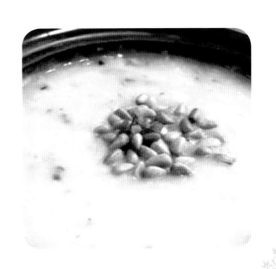

黑芝麻

滑肠通便

别　　名	胡麻、脂麻、乌麻、黑油麻、乌芝麻、黑脂麻、巨胜子。
性味归经	味甘，性平；归肝、肾、大肠经。
建议食用量	每天 10 ~ 20 克。

营养成分

蛋白质、脂肪、芝麻素、花生酸、芝麻酚、油酸、棕榈酸、硬脂酸、甾醇、卵磷脂、维生素A、维生素B、维生素D、维生素E、钙、磷、铁等。

防治便秘功效

黑芝麻药食两用，具有补肝肾、滋五脏、益精血、润肠燥等功效，被视为滋补圣品。黑芝麻中含有丰富的不饱和脂肪酸能促进血红细胞的生长，还能保护肝、胃，同时还能补充人体所需要的钙质，可降血压。

良方妙方

1. 肠燥便秘：黑芝麻20克，当归、肉苁蓉、柏子仁各15克，杏仁9克，水煎服，每日2次。

2. 痔疮下血：黑芝麻、红糖各500克，芝麻炒焦，加入红糖拌匀，一日数次，随意食用。

食用功效

黑芝麻具有保健功效，一方面是因为含有优质蛋白质和丰富的矿物质，另一方面是因为含有丰富的不饱和脂肪酸、维生素E和珍贵的芝麻素及黑色素。

芝麻是植物油中的佼佼者，芝麻所含的脂肪酸85% ~ 90%为不饱和脂肪酸，易被人体吸收；芝麻中维生素E含量丰富，而维生素E可增强细胞的抗氧化作用，保护人体，延缓衰老。

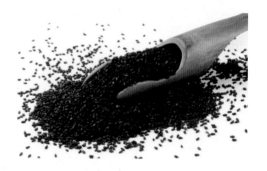

食用宜忌

芝麻仁外面有一层稍硬的膜，把它碾碎才能使人体吸收其中的营养，所以整粒的芝麻应加工后再吃。炒制芝麻时注意控制火候，切忌炒煳。

经典论述

1.《抱朴子》："耐风湿，补衰老。"

2.《食疗本草》："润五藏，主火灼，填骨髓，补虚气。"

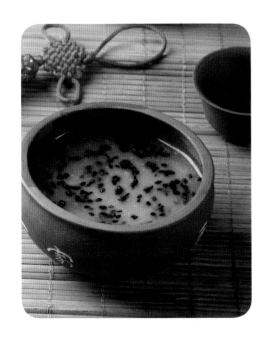

◆ 黑芝麻糊粥

主　料：黑芝麻10克，粳米20克，蜂蜜适量。

做　法：

1. 先将黑芝麻晒干后炒熟研碎。

2. 再将粳米加适量的清水入锅煮粥，煮至八成熟时加入炒熟的黑芝麻和蜂蜜，搅拌均匀后稍煮即成。

功　效：润燥滑肠。适合胃肠气滞、大便燥涩不通者食用。

◆ 芝麻淮粉羹

主　料：黑芝麻30克，淮山50克，白糖20克。

做　法：

1. 将黑芝麻、淮山研制成粉待用。

2. 锅中加水烧沸下入黑芝麻、淮山粉搅匀，熬至黏稠加白糖即可。

功　效：乌发益肾、润肠通便。

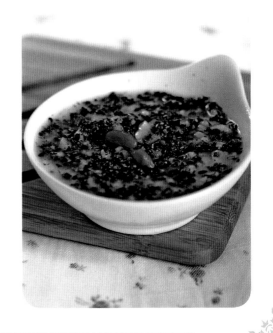

第三节　主粮豆类

玉米

⟩⟩刺激胃肠蠕动

别　　名　棒子、苞米、苞谷、玉蜀黍。

性味归经　味甘，性平；归脾、胃、肾经。

建议食用量　每餐80～100克。

营养成分

蛋白质、脂肪、淀粉、纤维素、维生素 B_1、维生素 B_2、维生素 B_6、维生素 A、维生素 E、胡萝卜素、烟酸、卵磷脂、粗纤维及磷、钙、铁、硒等。

防治便秘功效

玉米含有的维生素 B_6、烟酸等成分，具有刺激胃肠蠕动，加速粪便排泄的特性，可防治便秘、胃病、肠炎、胃癌等病症。

食用宜忌

宜食：尤适宜脾胃气虚、气血不足、营养不良、动脉硬化、高血压、高脂血症、冠心病、心血管疾病、肥胖症、脂肪肝、癌症患者、记忆力减退、习惯性便秘、慢性肾炎水肿以及中老年人食用。

忌食：脾胃虚弱者，食后易腹泻。

食用功效

玉米含有丰富的钙、磷、硒和卵磷脂、维生素E等，均具有降低胆固醇的作用。玉米含有的不饱和脂肪酸中，亚油酸的比例高达60%以上，它和玉米胚芽中的维生素E协同作用，可降低血液胆固醇浓度并防止其沉积于血管壁，对冠心病、动脉粥样硬化、糖尿病、高脂血症及高血压等都有一定的预防和治疗作用。

玉米是一种减肥食物。因为玉米是一种粗纤维食物，同等的玉米和米饭相比所含的热量是相差无几的，但是玉米可以帮助肠道蠕动，进而促进消化和吸收，减少体内脂肪的堆积，对减肥有不错的辅助作用。

玉米中还含有一种长寿因子——谷胱甘肽，它在硒的参与下，生成谷胱甘肽还原酶，具有清除自由基、延缓衰老的功效。

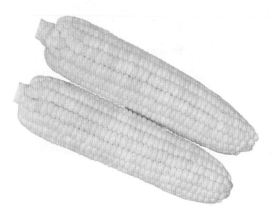

养生食谱

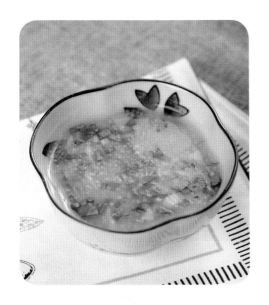

◆ 玉米汁

主　料：鲜玉米1个。

做　法：

1. 玉米煮熟，放凉后把玉米粒放入器皿里。

2. 按1∶1的比例，把玉米粒和白开水放入榨汁机里，榨汁即可。

功　效：可防肠炎、肠癌等。

◆ 小白菜玉米粥

主　料：小白菜、玉米面各50克。

做　法：

1. 小白菜洗净，入沸水中焯烫，捞出，切成末。

2. 用温水将玉米面搅拌成浆，加入小白菜末，拌匀。

3. 锅置火上，倒水煮沸，下入小白菜玉米浆，大火煮沸即可。

功　效：补肝益肾、润燥通便、利尿、养胃、抗衰老。

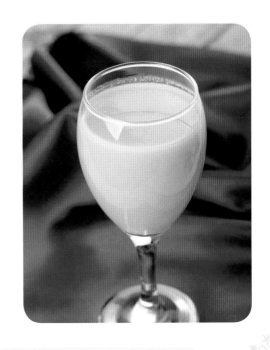

粳米

帮助胃肠蠕动，缓解便秘

别　　名　硬米、稻米。

性味归经　味甘，性平；归脾、胃经。

建议食用量　每餐 50 ~ 100 克。

营养成分

蛋白质、脂肪、碳水化合物、粗纤维、维生素 B_1、维生素 B_2、烟酸、蛋氨酸、亮氨酸、异亮氨酸、苏氨酸、苯丙氨酸、色氨酸、赖氨酸、谷维素、花青素、钙、磷、铁等。

防治便秘功效

粳米中含有粗纤维，能增加胃肠动力，帮助胃肠蠕动，对便秘有益。粳米还能补中益气，濡养胃肠，肠胃好，排便自然通畅。另外，大米米糠层的粗纤维有助于肠胃蠕动，对胃病、便秘、痔疮等疗效很好，同时还能提高人体免疫力，增强体质。

食用宜忌

一般人群均可食用，是老弱妇孺皆宜的食物，病后脾胃虚弱或烦热口渴的患者更为适宜。大米多用来煮粥、蒸米饭，以这种形式进食最容易被消化和吸收，也能加强和改善胃的功能，有益于营养的利用。在煮米粥时，切记不要加碱，否则会对大米中的维生素造成破坏。

食用功效

大米中各种营养素含量虽不是很高，但都具有很高的营养功效，所以大米是补充营养素的基础食材。大米粥和米汤都是利于幼儿和老年人消化吸收的营养食品。大米所含的植物蛋白质可以使血管保持柔韧性。糙米富含矿物质、维生素和膳食纤维，是很好的保健食品。

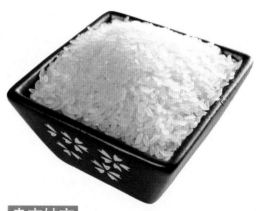

良方妙方

1.《名医别录》："主益气，止烦，止泄。"

2.《食鉴本草》："补脾，益五脏，壮气力，止泻痢。"

3.《滇南本草》："治诸虚百损，强阴壮骨，生津，明目，长智。"

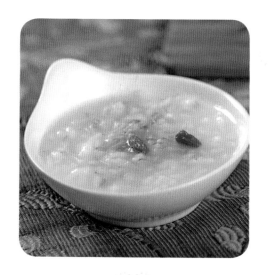

◆ 牛肉蓉粥

主　料：粳米150克，牛里脊肉200克，糯米粉50克，陈皮3克，圆白菜末15克。

调　料：香菜、大葱、盐、白砂糖、酱油、淀粉、植物油各适量。

做　法：

1. 粳米洗净，浸泡半小时后捞起沥干，加入沸水锅内和陈皮同煮。

2. 牛肉洗净切碎，剁烂成茸，并用淀粉、盐、白糖、植物油、酱油拌匀。

3. 干米粉用烧沸的油炸香，捞起备用，粥煮25分钟后，净牛肉蓉下锅，待再煮沸时加入香菜、葱末、圆白菜末和炸香的米粉，即可盛起食用。

功　效：润脾胃、助消化。

◆ 菊花粳米粥

主　料：菊花50克，粳米150克。

调　料：冰糖20克。

做　法：

1. 菊花碾碎去蒂加少许清水泡软。

2. 锅上火加水，放入洗干净的粳米煮20分钟，放入菊花同煮成粥，最后加冰糖即可食用。

功　效：祛风清热、清肝火、降血压。适用于风热目赤、肝火头痛、高血压、冠心病、眩晕、目暗、便秘等症。

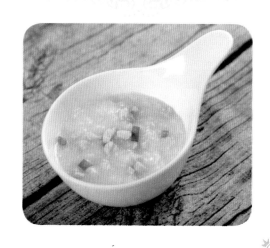

小米

·刺激肠道，促进排便

别　　名　粟米、谷子、稞子、秫子、黏米、粟谷。

性味归经　味甘，性微寒；归胃经。

建议食用量　每餐 50 ～ 80 克。

营养成分

蛋白质、脂肪、碳水化合物、胡萝卜素、维生素 B_1、维生素 A、维生素 D、维生素 C、维生素 B_{12}、钙等。

防治便秘功效

小米是我们常见的一种谷类食物，含有丰富的谷类纤维，能够对肠道起到一定的刺激作用，促进肠道排便，还能滋养肠胃、补益虚损，改善消化不良。

良方妙方

1. 脾胃虚弱所导致的泄泻：小米 100 克，怀山药 25 克，大枣 8 个，加水适量，煮粥食用。

2. 小儿消化不良：小米、怀山药各适量，一起研成细末，煮成糊后加白糖适量食用。

3. 脾胃虚弱，身体消瘦：小米 15 克，粳米 50 ～ 100 克，先用清水淘洗净，放入锅中加水适量，一起煮成粥，空腹时食用。

食用功效

一般粮食中含胡萝卜素较少，而小米每 100 克中含量达 100 微克，维生素 B_1 的含量也非常高。因此，对于老弱病人和产妇来说，小米是理想的滋补品。

小米中含有多种维生素和矿物质，能抑制血管收缩，有效降压，防治动脉硬化，同时，还可健脾益气、补虚、降脂降糖。

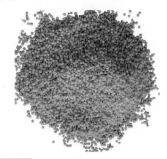

食用宜忌

一般人均可食用。小米是老人、病人、产妇宜用的滋补品。

气滞者忌用；素体虚寒，小便清长者少食。

经典论述

1. 《本草纲目》："粟米味咸淡，气寒下渗，肾之谷也，肾病宜食之，虚热消渴泻痢，皆肾病也，渗利小便，所以泄肾邪也，降胃火，故脾胃之病宜食之。"

2. 《本草衍义补遗》："粟，陈者难化。所谓补肾者，以其味咸之故也。"

养生食谱

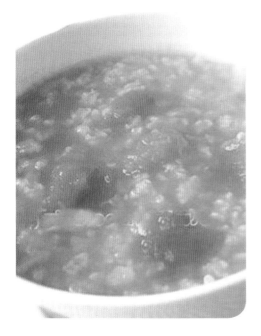

◆ 小米粥

主　料：小米30克。

做　法：

1.小米淘洗干净。

2.加入凉水，大火烧开，小火煮15分钟，汤黏稠关火即可。

功　效：健脾和胃，特别适合脾胃虚弱的人食用。

◆ 小米南瓜粥

主　料：小米100克，南瓜20克。

做　法：

1.小米洗净，南瓜去皮剔瓤，切成半寸见方的丁状或片状。

2.把小米和南瓜丁一起放入锅中，加适量清水，大火煮开后，小火煲约30分钟，熬出的粥色泽金黄即可。

功　效：养胃解毒。

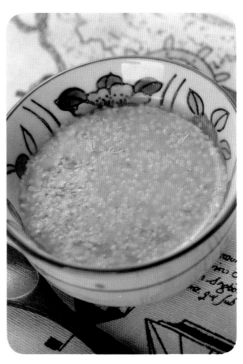

红豆

富含膳食纤维

别　　名	野赤豆、红小豆。
性味归经	味甘、酸，性平；归心、小肠、肾、膀胱经。
建议食用量	每餐约30克。

营养成分

蛋白质、脂肪、碳水化合物、粗纤维、三萜皂苷、叶酸、灰分、钙、磷、铁、硫胺素、核黄素、烟酸等。

防治便秘功效

红豆中含有丰富的膳食纤维，而膳食纤维是使肠道功能正常的重要因素，在肠道中它能吸收水分，增加粪便的体积和重量，刺激肠道蠕动，协助粪便排出。

食用宜忌

红豆一般人群都可以食用。因其具有利水除湿、和血排脓、消肿解毒的功效，所以尤其适合水肿、哺乳期女性吃。赤豆宜与其他谷类食品混合食用，一般制成豆沙包、豆饭或豆粥。但需要注意的是，赤豆利尿，故尿频的人应少吃。阴虚无湿热者及小便清长者忌食。

食用功效

红豆有生津、利尿、消胀、除肿、止吐的功效，具有良好的润肠通便、降血压、降血脂、调节血糖、解毒抗癌、预防结石、健美减肥的作用；红豆也是富含叶酸的食物，产妇、乳母多吃红豆还有催乳的功效。

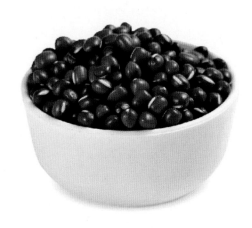

经典论述

1.《本草纲目》："辟瘟疫，治产难，下胞衣，通乳汁。"

2.《名医别录》："主寒热，热中，消渴，止泄，利小便，吐逆，卒澼，下胀满。"

3.《食疗本草》："和鲤鱼烂煮食之，甚治脚气及大腹水肿；散气，去关节烦热，令人心孔开，止小便数；绿赤者，并可食。暴利后气满不能食，煮一顿服之。"

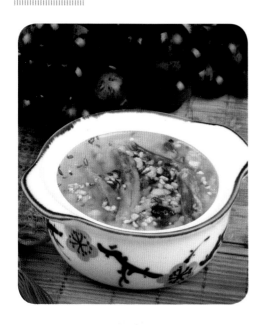

◆ 赤豆鸭肉粥

主　料：赤小豆25克，鸭肉100克，大米150克。

调　料：葱、姜、盐各适量。

做　法：

1. 赤小豆洗净泡透，鸭肉切成丁备用。

2. 大米、赤小豆放入锅内加清水烧沸，再加入鸭肉、葱、姜、盐同煮至粥黏稠熟软即可。

功　效：利水消肿、益胃滋阴。

◆ 红豆莲子粥

主　料：紫米60克，红豆30克，莲子、花生仁各20克。

调　料：冰糖适量。

做　法：

1. 紫米、红豆淘洗净，用水浸泡约3小时。

2. 紫米、红豆加适量水煮沸，改小火煮约40分钟。

3. 加入花生仁、莲子继续煮约30分钟，放冰糖再煮5分钟即可。

功　效：健脾补肾、利尿消肿。适用于脾虚食少、便秘、乏力、肾虚尿频、遗精、心虚失眠、健忘、心悸等症。可作为病后体弱者的保健膳食。

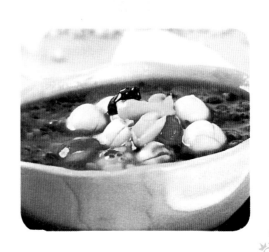

燕麦

促进消化液分泌

别　　名	莜麦、油麦、玉麦。
性味归经	味甘，性平；归肝、脾、胃经。
建议食用量	每餐 20 ～ 40 克。

营养成分

粗蛋白质、水溶性膳食纤维、脂肪、B 族维生素、烟酸、叶酸、泛酸、维生素 E、磷、铜、锌、硒、镁、铁、钙等。

防治便秘功效

燕麦富含 B 族维生素、叶酸、纤维等营养成分，能够促进消化液的分泌，加速肠道蠕动，促进消化，增强排便能力，改善便秘。

食用宜忌

燕麦一般人群均可食用，尤其适宜慢性病、脂肪肝、糖尿病、水肿、习惯性便秘、高血压、高血脂、动脉硬化患者食用，产妇、婴幼儿、老年人以及空勤、海勤人员也适合食用。需要注意的是肠道敏感的人不宜吃太多，以免引起胀气、胃痛或腹泻等情况。

食用功效

燕麦含有高黏稠度的可溶性纤维，能延缓胃的排空，增加饱腹感，控制食欲，达到瘦身的效果。燕麦富含的维生素 E、铜、锌、硒、镁，能清除人体内多余的自由基，对皮肤有益。

燕麦可降低人体三酰甘油和低密度脂蛋白，预防冠心病，防治糖尿病，有利于减少糖尿病心血管并发症的发生。此外，燕麦中含有的钙、磷、铁、锌等矿物质也有预防骨质疏松、促进伤口愈合、防止贫血的功效。

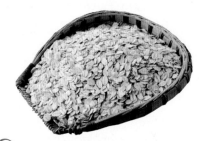

温馨提示

燕麦一般用塑料袋或者密封袋子装好，封紧口，放在有盖的罐子或者其他容器中，置于阴凉、通风、干燥处保存。如果是加工好的燕麦片，可以参考袋装上的保存方法进行贮存。燕麦清洗一般用清水轻轻搅动淘洗至没有杂质即可。

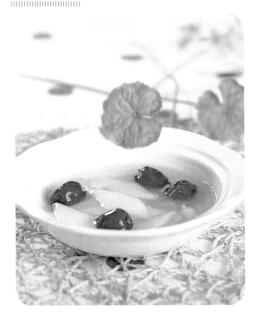

◆ 牛奶燕麦粥

主　料：燕麦片50克，脱脂牛奶15毫升。

调　料：白糖、精盐少许。

做　法：

1.将麦片在清水中浸泡半个小时以上。

2.锅置火上，加适量清水下入麦片，用文火煮15～20分钟后，加入牛奶、盐继续煮15分钟左右，加入白糖搅拌即可。

功　效：补益脾胃、生津滑肠。

◆ 燕麦红枣山药汤

主　料：山药150克。

辅　料：燕麦35克，红枣35克。

调　料：冰糖25克，盐2克。

做　法：

1.先将燕麦洗净加水入蒸箱蒸熟备用。

2.山药去皮洗净切小菱形块焯水。

3.砂锅加水将山药、燕麦、冰糖、红枣、盐放入，小火煮20分钟，山药软烂即可。

功　效：健脾益胃、助消化。

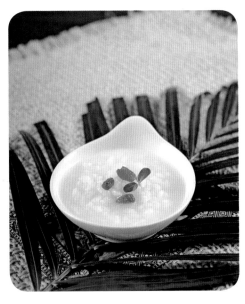

荞麦

·促进胃肠蠕动

别　　　名　乌麦、三角麦、荞子、胡荞麦。

性味归经　味甘，性凉；归脾、胃、大肠经。

建议食用量　每餐50～100克。

营养成分

蛋白质、赖氨酸、淀粉、B族维生素、维生素E、脂肪酸、亚油酸、烟碱酸、烟酸、芦丁、锌、锰、钙、铁、镁等。

防治便秘功效

荞麦含有丰富的维生素和可溶性膳食纤维，可促进胃肠蠕动，增强胃肠活力。中医认为，常食荞麦可补脾胃，清除体内垃圾，防治便秘。

食用宜忌

荞麦一次不可食用太多，否则易造成消化不良。在食用荞麦时，要注意和其他谷物搭配，这样才能发挥其最大的食疗保健效果。

良方妙方

1. 腹泻：荞麦面作饭食之，连用三四天可愈。

2. 偏头痛：荞麦子、蔓荆子等份研末，以烧酒调敷患处。

食用功效

荞麦不仅营养丰富，还具有很高的药用和保健价值。荞麦丰富的蛋白质中含有十几种天然氨基酸，有丰富的赖氨酸成分，铁、锰、锌等矿物质也比一般谷物含量高。荞麦含有营养价值高、平衡性良好的植物蛋白质，这种蛋白质在体内不易转化成脂肪，所以不易导致肥胖。荞麦粉中含有大量的镁、黄酮化合物、烟酸，能降低毛细血管的通透性及脆性，有助于扩张血管，对防治高血压、冠心病有很好的作用。还含有丰富的维生素，可降低血脂和胆固醇，软化血管，是治疗高血压和心血管疾病的重要补助食品。荞麦中的某些黄酮成分还具有抗菌、消炎、止咳、平喘、祛痰的作用，因此，荞麦还有"消炎粮食"的美称。

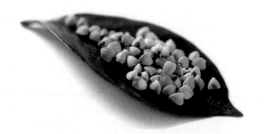

经典论述

1. 《本草纲目》："降气宽肠，磨积滞，消热肿风痛，除白浊白带，脾积泄泻。"

2. 《本草备要》："解酒积。"

3. 《安徽药材》："治淋病。"

养生食谱

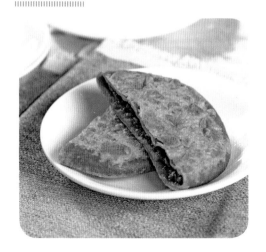

◆ 荞麦粥

主　料： 荞麦200克。

辅　料： 鸡腿肉片、土豆、胡萝卜、扁豆各适量。

调　料： 高汤4杯，低盐酱油10毫升，盐2克。

做　法：

1.锅中加入适量清水，放入荞麦煮20分钟，捞出沥水。

2.加入调料高汤、低盐酱油、盐煮开后放入荞麦米、鸡腿肉片和土豆、胡萝卜、扁豆一起煮20分钟，至所有材料变软即可。

功　效： 开胃宽肠、下气消积。

◆ 豆沙荞麦饼

主　料： 全麦面粉100克，荞麦面150克，红豆500克。

辅　料： 面粉100克，矿泉水200毫升。

调　料： 白糖60克，泡打粉5克，酵母5克。

做　法：

1.全麦面粉、荞麦面、面粉加矿泉水、泡打粉、酵母和成面团。

2.红豆加少许水蒸熟，加白糖炒成豆沙。

3.面团下剂包入豆沙擀成饼状烙熟，两面呈金黄色即可。

功　效： 健脾利湿、润肠通便。

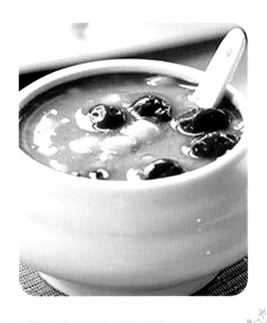

芋头
增加粪便含水量

别　　名 里芋、香芋、芋芳、毛芋、山芋。

性味归经 味甘，性平；归肠、胃经。

建议食用量 每餐100～300克。

营养成分

蛋白质、脂肪、膳食纤维、碳水化合物、胡萝卜素、硫胺素、核黄素、烟酸、维生素C、维生素E、钾、钠、钙、镁、铁、锰、锌、铜、磷、硒等。

防治便秘功效

芋头中含丰富的膳食纤维，能在肠道中吸收大量的水分，使粪便变软，从而起到促进排便的作用。中医认为，芋头具有益胃、宽肠、通便、补益肝肾等功效，可以增强人体消化功能，防治便秘。

良方妙方

1. 大便干结、妇女产后恶露排出不畅：每天用芋头约250克，去皮，切成小块，白米50克，淘洗干净，加水煮成粥，调上油、盐服食。

2. 腹泻痢疾：芋梗、陈萝卜根、大蒜各适量，水煮后服用，每日数次。

食用功效

芋头具有极高的营养价值，能增强人体的免疫功能，可作为防治癌瘤的常用药膳主食，在癌症患者做放疗、化疗及其康复过程中，有辅助治疗的作用；芋头含有一种黏液蛋白，被人体吸收后能产生免疫球蛋白，可提高人体的抵抗力。芋头为碱性食品，能中和体内积存的酸性物质，调整人体的酸碱平衡，具有美容养颜、乌黑头发的作用，还可用来防治胃酸过多。

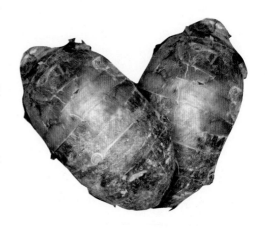

饮食宝典

芋头既可作为主食蒸熟蘸糖食用，又可用来制作菜肴、点心，是人们喜爱的根茎类食品。在广东等地方，中秋节吃芋头是源远流长的一项习俗。芋头原产于我国南部和印度、马来西亚等热带地区。

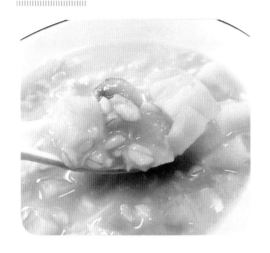

◆ 蒸芋头

主　料：芋头500克。

调　料：白醋、盐各适量。

做　法：

1.将芋头用清水洗净去皮，备用。

2.加入适量的白醋、盐微泡一会儿。

3.锅内加水，上蒸盘，隔水蒸20分钟即可。

功　效：健脾胃、消食积。适用于脾胃亏虚、消化不良、小儿疳积。

◆ 芋头咸粥

主　料：芋头50克，大米100克，虾米、芹菜各适量。

调　料：盐适量。

做　法：

1.芋头去皮洗净后切丁，芹菜洗净切丁备用，米淘净后用适量水先浸泡20分钟，虾米泡水至软。

2.将米煮开，再改用小火熬成粥。

3.换锅入油，将虾米爆香，再放入芋头同炒，最后倒入粥中同煮。

4.待芋头熟软时，加入盐调味，放入芹菜丁拌匀即可。

功　效：健脾胃、补虚养身。

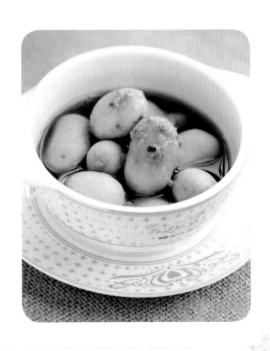

红薯

刺激消化液分泌

别　　名	番薯、地瓜、甘薯。
性味归经	味甘，性平；归脾、胃、大肠经。
建议食用量	每次约 150 克。

营养成分

糖、蛋白质、脂肪、淀粉、亚油酸、粗纤维、胡萝卜素、维生素 B_1、维生素 B_2、维生素 C、钙、镁、磷、铁等。

防治便秘功效

红薯可以供给人体较多的纤维素、胶原与多糖蛋白质的混合物，可润滑消化道，促使肠道排出比较多的脂肪与毒素，达到大便顺畅的目的。

食用宜忌

红薯适宜放置在阴凉、通风、干燥处保存。需注意防潮、防霉。清洗时要注意，用刷子轻轻刷掉红薯表皮上的泥土，刷洗干净即可，尽量不要破坏红薯的外皮，以免导致红薯贮存时间变短。

良方妙方

红薯叶 250 克，加油、盐炒熟，一回吃完，一天两回，可以治便秘。

食用功效

红薯含有丰富的淀粉、维生素、纤维素等人体必需的营养成分，还含有丰富的镁、磷、钙等矿物元素和亚油酸等，这些物质能控制胆固醇的沉积，保持血管弹性，防止亚健康和心脑血管疾病。红薯中还含有大量黏液蛋白，能够防止肝脏和肾脏结缔组织萎缩，提高人体免疫力。红薯中还含有丰富的矿物质，对于维持和调节人体功能，起着十分重要的作用，其中的钙和镁可以预防骨质疏松症。

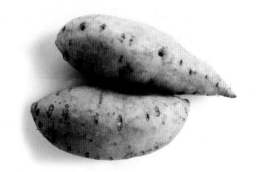

温馨提示

红薯不宜生吃。因为生红薯中淀粉的细胞膜未经高温破坏，很难在人体中消化；同时，在煮红薯时，应适当地延长蒸煮的时间，这样好使红薯中含有的"气化酶"被破坏掉，吃后就不会出现腹胀、胃灼热、打嗝、反胃、排气等不适的感觉。

养生食谱

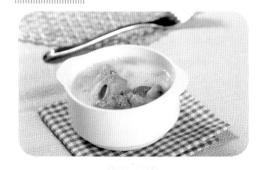

◆ 红薯板栗排骨汤

主　料：猪小排200克。

辅　料：板栗35克，红薯50克。

调　料：盐5克，味精3克，水2000毫升，葱、姜各10克。

做　法：

1. 排骨剁成骨牌块飞水备用。

2. 红薯去皮切成块；板栗去皮备用。

3. 锅内放少许油爆香葱姜，放排骨煸炒去除腥味，加水2000毫升烧开转小火慢炖30分钟，放入栗子和红薯加盐、味精调好味慢火炖15分钟，红薯软后即可。

功　效：益气补脾健胃、强筋健骨、延缓衰老。

◆ 红薯粥

主　料：红薯500克，粳米100克。

做　法：

1. 将洗净的红薯去皮切成丁，粳米淘洗干净。

2. 在锅中放入适量的清水，将红薯丁和粳米放入一起煮粥。

3. 先用大火烧开，然后再换成小火熬成粥即可。

功　效：健脾养胃、益气通乳。主治维生素A缺乏症，夜盲症，大便带血，便秘，湿热黄疸。

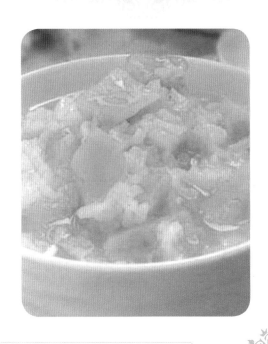

黄豆

通便降脂两不误

别　　名 黄大豆、豉豆。

性味归经 味甘，性平；归脾、大肠经。

建议食用量 每天约40克。

营养成分

蛋白质、优质脂肪、膳食纤维、氨基酸、卵磷脂、黄豆异黄酮、磷、钙、铁、锌等。

防治便秘功效

黄豆含有的可溶性膳食纤维，能够增加粪便的体积和重量，刺激肠道蠕动，协助粪便排出，既可通便又能降低体内胆固醇含量。

饮食宝典

黄豆可以加工豆腐、豆浆、腐竹等豆制品，还可以提炼大豆异黄酮。其中，发酵豆制品包括腐乳、臭豆腐、豆瓣酱、酱油、豆豉、纳豆等。而非发酵豆制品包括水豆腐、干豆腐（百叶）、豆芽、卤制豆制品、油炸豆制品、熏制豆制品、炸卤豆制品、冷冻豆制品、干燥豆制品等。另外，豆粉则是代替肉类的高蛋白食物，可制成多种食品，包括婴儿食品。

食用功效

黄豆中所含人体必需氨基酸比较齐全，尤其富含赖氨酸，正好补充谷类赖氨酸不足的缺陷，而黄豆中缺乏的蛋氨酸，又可从谷类得到补充，因此谷豆混食是科学的食用方法。黄豆中的亚麻酸及亚油酸，有降低胆固醇的作用；卵磷脂含量也较多，对神经系统的发育有好处。

黄豆中含有较多的黄豆异黄酮，这是一种植物雌激素，对骨骼健康和缓解女性更年期症状有益。黄豆中的钙对预防小儿佝偻病及老年人骨质疏松症很适宜，对神经衰弱和体虚者也大有裨益。

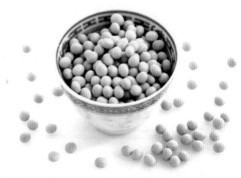

经典论述

1.《食疗本草》："益气润肌肤。"

2.《本草汇言》："煮汁饮，能润脾燥，故消积痢。"

3.《日用本草》："宽中下气，利大肠，消水胀，治肿毒。"

养生食谱

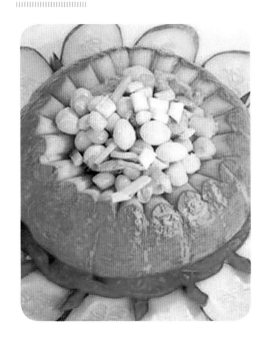

◆ 黄豆蒸南瓜

主　料： 黄豆100克，南瓜1个。

调　料： 香油、葱、蒜各适量。

做　法：

1. 黄豆浸泡过夜泡发，洗净备用。

2. 南瓜洗净，将顶部打开，去籽、瓤，做成南瓜盅，将黄豆、葱、蒜装入南瓜盅内，放入蒸锅内蒸15分钟左右。

3. 出锅前淋上香油即可食用。

功　效： 健胃消食、补脾益气、消热解毒。

◆ 黄豆排骨汤

主　料： 黄豆150克，排骨600克。

调　料： 大头菜、生姜各1片，盐少许。

做　法：

1. 黄豆放入锅内略炒，不加油，洗干净，淋干水。

2. 大头菜切1片，浸透，去咸味，洗干净。生姜洗干净，去皮，切1片。

3. 排骨洗干净，斩件，放入沸水中煮5分钟。

4. 瓦煲内加入清水猛火煲至水沸后放入排骨、姜、大头菜、黄豆，至水再沸起，改用中火继续煲至黄豆熟透，以少许盐调味即可。

功　效： 健脑益神、养血宁心。

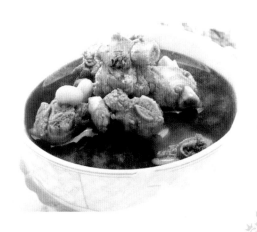

黑豆

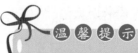
养颜美容促排便

别　　　名 黑黄豆、乌豆、料豆。

性味归经 味甘，性平；归脾、肾经。

建议食用量 每餐约30克。

营养成分

蛋白质、脂肪、维生素、微量元素、皂苷、黑豆色素、黑豆多糖、异黄酮、花青素、锌、铜、镁、钼、硒、氟等。

防治便秘功效

黑豆皮含有的花青素是很好的抗氧化剂来源，能清除体内自由基，尤其是在胃的酸性环境下，抗氧化效果好，能够养颜美容，增加肠胃蠕动，利于排便。

食用宜忌

黑豆一般人群均可食用。尤其适宜脾虚水肿、脚气浮肿、体虚、小儿盗汗、自汗者食用。可治疗热病后出虚汗等症。此外，黑豆也适宜妊娠腰痛或腰膝酸软、白带频多、产后中风、四肢麻痹者食用，需要注意的是，儿童及肠胃功能不良者不要多吃。

良方妙方

气虚自汗：黑豆9克，浮小麦15克，乌梅5枚，水煎服。

食用功效

黑豆中蛋白质含量高达36%～40%，含有18种氨基酸，特别是人体必需的8种氨基酸；黑豆还含有不饱和脂肪酸，其不饱和脂肪酸含量达80%，吸收率高达95%以上，除能满足人体对脂肪的需要外，还有降低血液中胆固醇的作用。黑豆中营养元素如锌、铜、镁、钼、硒、氟等的含量都很高，其中的一些微量元素对延缓人体衰老、降低血液黏稠度非常重要。

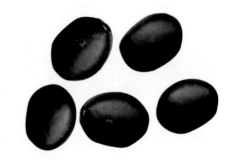

经典论述

1.《本草纲目》："服食黑豆，令人长肌肤，益颜色，填筋骨，加力气。"

2.《本草汇言》："煮汁饮，能润肾燥，故止盗汗。"

温馨提示

温度是影响黑豆储藏的重要因素，一般以温度低于16℃为宜。也可以将黑豆放到密封的罐子里，将密封好的罐子放置在干燥、通风处。

养生食谱

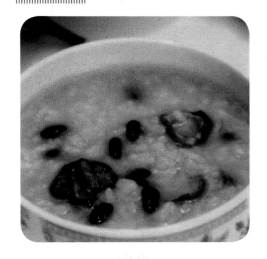

◆ 黑豆山楂杞子粥

主　料： 黑豆50克，山楂100克。

辅　料： 枸杞子20克。

调　料： 红糖20克。

做　法：

1. 山楂去核，切碎，与枸杞子、黑豆同入砂锅，加足量水，浸泡1小时至黑豆泡透。

2. 用大火煮沸，改小火煮1小时，待黑豆酥烂，加红糖拌匀即可。

功　效： 滋补肝肺、缓筋活血。适宜于肝肾阴虚型高血压、脂肪肝等患者食用。

◆ 黑豆炖鲫鱼

主　料： 鲫鱼1条。

辅　料： 黑豆50克，葱、姜各10克，高汤适量。

调　料： 盐5克，鸡粉6克，胡椒粉3克。

做　法：

1. 鲫鱼宰杀好备用，黑豆放水涨发好备用。

2. 锅上火放入高汤、黑豆、葱、姜、盐、鸡粉、胡椒粉，小火熬20分钟鲫鱼软烂汤汁浓白后即可。

功　效： 清热解毒、利尿消肿。

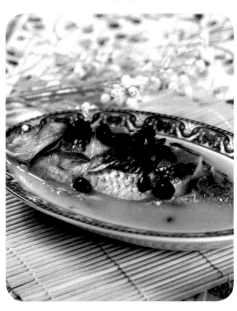

绿豆

清热解毒又通便

别　　　名 青小豆、植豆。

性味归经 味甘，性凉；归心、胃经。

建议食用量 每餐 40 ~ 80 克。

营养成分

蛋白质、脂肪、碳水化合物、维生素 B_1、维生素 B_2、胡萝卜素、纤维素、磷脂、烟碱酸、叶酸、钙、磷、铁等。

防治便秘功效

绿豆中富含纤维素，有润肠通便的作用，对热结便秘患者大有裨益。

食用宜忌

绿豆具有解毒作用。经常在有毒环境下工作或接触有毒物质的人，可经常食用绿豆来解毒保健。由于绿豆有解毒作用，服用中药特别是温补中药时不要吃绿豆食品，以免降低药效。脾胃虚寒滑泄者勿食。

良方妙方

1. 胆囊炎：绿豆 100 克洗净放入 1 个新鲜猪苦胆中，用细绳扎好口，挂在通风阴凉处风干。每次服绿豆 15 ~ 20 粒。每日服 2 ~ 3 次。

2. 食物中毒：绿豆 30 克，甘草 15 克，食盐（炒焦）12 克，水煎，稍温徐徐饮服。重患者可灌服。

食用功效

绿豆营养丰富，药用价值也很高，其所含的蛋白质、磷脂均有兴奋神经、增进食欲的功效，为人体许多重要脏器增加营养所必需；绿豆对葡萄球菌以及某些病毒有抑制作用，能清热解毒；绿豆中含有的胰蛋白酶抑制剂，能减少蛋白质分解，能够有效保护肾脏。

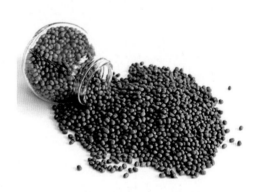

经典论述

1. 《本草求真》："绿豆味甘性寒，据书备极称善，有言能厚肠胃、润皮肤、和五脏及滋脾胃。按此虽用参、芪、归、术，不是过也。"

2. 《本草汇言》："清暑热，解烦热，润燥热，解毒热。"

3. 《随息居饮食谱》："绿豆甘凉，煮食清胆养胃，解暑止渴，利小便，止泻痢。"

4. 《本草纲目》："厚肠胃。作枕，明目，治头风头痛。除吐逆。治痘毒，利肿胀。"

养生食谱

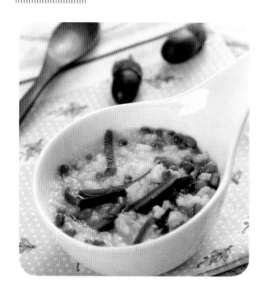

◆ 绿豆汤

主　料：绿豆100克。

调　料：冰糖适量。

做　法：

1.将绿豆洗净备用。

2.锅放清水烧开，然后放入绿豆，用大火烧煮，煮至汤水将收干时，添加滚开水，再煮15分钟，绿豆就会开花酥烂。

3.加入冰糖，再煮5分钟，过滤取汤即可。

功　效：清热解毒、止渴消暑。

◆ 海带绿豆粥

主　料：大米100克，绿豆、水发海带丝各50克。

调　料：盐适量，芹菜末少许。

做　法：

1.大米洗净沥干，绿豆洗净泡水2小时。

2.锅中加水煮开，放入白米、绿豆、海带丝略搅拌，待再煮滚时改中小火熬煮40分钟，加入盐拌匀，撒上芹菜末即可食用。

功　效：清热解毒、利水泄热。

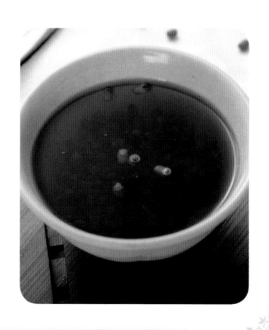

第四节 水产、肉类

鳕鱼

❧ 通利肠胃，清热解毒

别　　名 鳘、大头鱼、大头腥。

性味归经 味甘，性平；归肝、大肠经。

建议食用量 每餐90克。

营养成分

蛋白质、纤维素、维生素、肌苷酸、高度不饱和脂肪酸、胆甾醇、谷氨酸、亮氨酸、牛磺酸、次牛磺酸、镁等。

防治便秘功效

鳕鱼含有丰富的蛋白质、维生素，可通利肠胃、清热解毒、敛疮消炎，起到润肠通便的作用，因此便秘患者可适量食用。

食用宜忌

一般人群均可食用，尤为适宜夜盲症、干眼症、心血管疾病、骨质疏松症患者；痛风、尿酸过高患者忌食。

食用功效

鱼肉中含有丰富的镁元素，对心血管系统有很好的保护作用，有利于预防高血压、心肌梗死等心血管疾病；鳕鱼肝可用于提取鱼肝油（含油量20%～40%），富含维生素A、维生素D，鳕鱼肝油对结核杆菌有抑制作用，其不饱和酸的十万分之一浓度即能阻止细菌繁殖；鳕鱼胰腺含有大量的胰岛素，可以从1公斤胰腺中提取12000IU胰岛素，有较好的降血糖作用，用于治疗糖尿病。

养生食谱

◆ 蒜香银鳕鱼

主　料：银鳕鱼400克。

辅　料：蒜茸50克，鸡蛋1个。

调　料：盐6克，鸡粉3克，料酒8毫升，葱油15毫升，味精适量。

做　法：

1. 将银鳕鱼顶刀切成厚片，放入蒜茸、盐、味精腌制2小时。

2. 将银鳕鱼取出揾干水分，加少许蛋清抓匀。

3. 将银鳕鱼刷上葱油放200度的烤箱烤制15分钟色泽金黄即可。

功　效：活血止痛、宽肠通便。

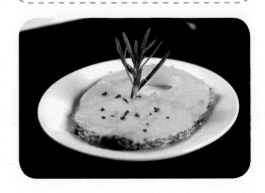

鲍鱼

•⊱润燥利肠，促进排便

别　　名 海耳、鳆鱼、镜面鱼、九孔螺、将军帽。

性味归经 味甘、咸，性平；归肝、大肠经。

建议食用量 1个。

营养成分

蛋白质、脂肪、糖类，同时还富含多种生理活性物质如EPA、DHA、牛磺酸、超氧化物歧化酶等，对维持机体酸碱平衡、神经肌肉兴奋方面具有重要作用的金属元素（钙、镁等）的含量也较丰富。

防治便秘功效

鲍鱼具有滋阴补虚的功效，是一种补而不燥的海产品，有润燥利肠之效，可减小排便阻力，改善大便秘结症状。

食用宜忌

宜食：夜尿频、气虚哮喘、血压不稳、精神难以集中者适宜多吃鲍鱼；糖尿病患者也可用鲍鱼做辅助治疗，但必须配药同炖，才有疗效。

忌食：痛风患者及尿酸高者不宜吃鲍肉，只宜少量喝汤；感冒发烧或阴虚喉痛的人不宜食用；素有顽癣痼疾之人忌食。

食用功效

滋阴清热，益精明目。主劳热骨蒸，咳嗽，青盲内障，月经不调，带下，肾虚小便频数，大便燥结。

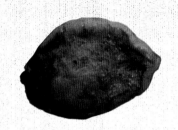

养生食谱

◆ 青果炖鲍鱼

主　料：青果15克，鲍鱼50克。

调　料：冰糖20克，蚝油适量。

做　法：

1.青果洗净，鲍鱼切片，冰糖打碎。

2.上述配料放入锅内加水150毫升，大火烧开再用小火炖90分钟即可。

功　效：清热生津、滋阴益肾。

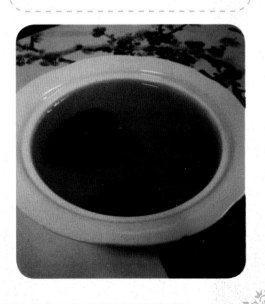

甲鱼

⁃⟩ 益气补虚，滋阴通便

别　　名　鳖、水鱼、团鱼、鼋鱼、元鱼。

性味归经　味甘，性平；归肝经。

建议食用量　每次约50克。

营养成分

脂肪、糖类、碘、钙、磷、铁、硫胺素、核黄素、维生素A、动物胶、角蛋白等。

防治便秘功效

甲鱼能滋阴补虚、濡润肠道，缓解肠燥症状，有效地改善便秘，还能预防和抑制胃癌，甲鱼亦有较好的净血作用，常食者可降低血清胆固醇，防治肥胖。

食用宝典

甲鱼的周身均可食用，特别是甲鱼四周下垂的柔软部分，称为"鳖裙"，其味道鲜美无比，别具一格，是甲鱼周身最鲜、最嫩、最好吃的部分。甲鱼肉极易消化吸收，营养极为丰富，一般多做成"甲鱼汤"饮用，又可做成美味的佳肴，供人享用。

食用功效

甲鱼不仅肉味鲜美，营养丰富，甲鱼肉及其提取物还能有效地预防和抑制肝癌、胃癌、急性淋巴性白血病，并用于防治因放疗、化疗引起的虚弱、贫血、白细胞减少等症；甲鱼具有滋阴、清热、益肾、健骨、活血及补中益气之功效，还能"补劳伤，壮阳气，大补阴之不足"；甲鱼对肺结核、贫血、体质虚弱等多种病症亦有一定的辅助疗效。

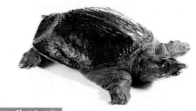

经典论述

1.《食疗本草》："妇人漏下五色，羸瘦，宜常食之。"

2.《本草纲目》："鳖肉有滋阴补肾，清热消瘀，健脾健胃等多种功效，可治虚劳盗汗，阴虚阳亢，腰酸腿疼，久病泄泻，小儿惊痫，妇女闭经、难产等症。"

3.《日用本草》："鳖血外敷能治面神经，可除中风口渴，虚劳潮热，并可治疗骨结核。鳖胆可治痔漏。鳖卵可治久痢。鳖头焙干研末，黄酒冲服，可治脱肛。鳖的脂肪可滋阴养阳，治疗白发。"

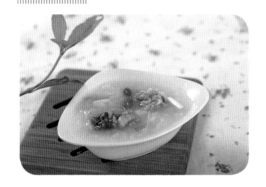

◆ 甲鱼粥

主　料：甲鱼100克，粳米100克。

调　料：盐、味精各2克，胡椒粉少许，葱花2克，姜丝5克。

做　法：

1.甲鱼杀洗干净切小块焯水冲凉备用。

2.粳米洗净加入锅中煮粥加入甲鱼块同煮20分钟，甲鱼软烂粳米开花后加盐、味精、胡椒粉、葱花、姜丝熬2分钟即可。

功　效：补劳伤、壮阴气、滋补肝肾、清虚劳之热。适用于阴虚劳热、脱肛、崩带、脾肿大、久疟不愈等症。

◆ 当归甲鱼乌鸡汤

主　料：甲鱼、乌鸡各150克。

辅　料：油菜25克，清汤500毫升。

调　料：盐4克，鸡粉3克，葱、姜各5克，料酒适量。

做　法：

1.将乌鸡宰杀好洗净剁成小块焯水备用。

2.甲鱼宰杀好洗净加葱、姜、料酒焯水备用。

3.锅内放入清汤烧开放入乌鸡和甲鱼加盐、鸡粉调好味放入罐中，蒸20分钟即可。

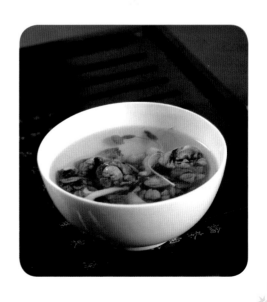

兔肉

低脂易消化

别　　　名　草兔、山兔。

性味归经　味甘，性凉；归肝、大肠经。

建议食用量　每餐80～100克。

营养成分

蛋白质、脂肪、糖类、无机盐、维生素A、维生素B_1、维生素B_2、维生素E、硫胺素、核黄素、烟酸、卵磷脂等。

防治便秘功效

兔肉能够补中益气、清热凉血，适用于气虚便秘患者，兔肉中所含的脂肪和胆固醇，低于其他所有肉类，而且脂肪又多为不饱和脂肪酸，易于消化。

饮食宜忌

宜食：一般人群均可食用。适宜老人、妇女，也是肥胖者和肝病、心血管病、糖尿病患者的理想肉食。

忌食：孕妇及经期女性、有明显阳虚症状的女性、脾胃虚寒者不宜食用。兔肉不能与鸡心、鸡肝、獭肉、橘、芥、鳖肉同食。

食用功效

兔肉是一种高蛋白、低脂肪、低胆固醇的食物，既有营养，又不会令人发胖，是理想的"美容食品"。兔肉富含大脑和其他器官发育不可缺少的卵磷脂，有健脑益智的功效，经常食用可保护血管壁，阻止血栓形成，对高血压、冠心病、糖尿病患者有益处，并增强体质，健美肌肉，它还能保护皮肤细胞活性，维护皮肤弹性；兔肉中含有多种维生素和8种人体必需氨基酸，含有较多人体最易缺乏的赖氨酸、色氨酸，因此，常食兔肉防止有害物质沉积，让儿童健康成长，助老人延年益寿。

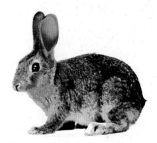

经典论述

1.《名医别录》："主补中益气。"

2.《千金·食治》："止渴。"

3.《本草拾遗》："主热气湿痹。"

4.《本草纲目》："凉血，解热毒，利大肠。"

5.《本经逢原》："治胃热呕逆，肠红下血。"

养生食谱

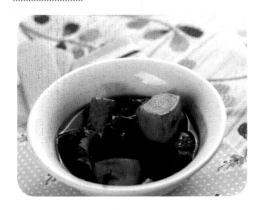

◆ 兔肉苦瓜粥

主　料：大米100克，兔肉80克，苦瓜40克。

调　料：姜末、盐各5克，味精少许。

做　法：

1.大米淘洗干净；兔肉洗净，切小块，冲去血上水备用；苦瓜洗净，去瓤，榨汁备用。

2.锅置火上，加水、大米煮开，转小火煮20分钟，加入兔肉、苦瓜汁再煮10分钟，放入调料即可食用。

功　效：补中益气、凉血解毒、清热止渴。

◆ 春笋烧兔

主　料：鲜兔肉、净春笋各500克。

调　料：葱段、姜、酱油、豆瓣、水豆粉、肉汤、精盐、植物油、味精各适量。

做　法：

1.将兔肉洗净，切成3厘米见方的块；春笋切滚刀块。

2.旺火烧锅，放植物油烧至六成熟，下兔肉块炒干水分，再下豆瓣同炒，至油呈红色时下酱油、精盐、葱段、姜、肉汤一起焖，约30分钟后加入春笋。待兔肉焖至软烂时放味精、豆粉，收浓汁起锅即可。

功　效：助消化、防治便秘。

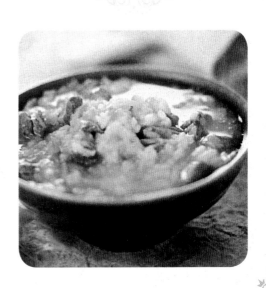

猪血

——胃肠的"清道夫"

别　　　名　液体肉、血豆腐、血花。
性味归经　归心、肝经。
建议食用量　每天50克。

营养成分

蛋白质、脂肪、碳水化合物、维生素K、磷脂、灰分、钙、磷、铁、钴等。

防治便秘功效

猪血中的血浆蛋白被人体内的胃酸分解后，可以产生一种解毒、清肠的分解物，易将毒素排出体外，从而有效防治便秘。

食用宜忌

宜食：适宜贫血患者，可解热毒、寒毒、疫毒、蛊毒、湿毒、火毒及食物中毒等；适宜血虚头风眩晕者食用；适宜肠道寄生虫患者腹胀嘈杂者食用。

忌食：高胆固醇血症、肝病、高血压、冠心病患者应少食；凡有病期间忌食；患有上消化道出血阶段忌食。

经典论述

1.《名医别录》："主奔豚暴气，中风头眩，淋漓。"

2.《千金·食治》："主卒下血不止，美清酒和炒服之。"

食用功效

猪血中含铁量较高，而且以血红素铁的形式存在，容易被人体吸收利用，处于生长发育阶段的儿童和孕妇或哺乳期妇女多吃些有动物血的菜肴，可以防治缺铁性贫血，并能有效地预防中老年人患冠心病、动脉硬化等症；猪血中含有的钴是防止人体内恶性肿瘤生长的重要微量元素，这在其他食品中是难以获得的；猪血含有维生素K，能促使血液凝固，因此有止血作用；猪血还能为人体提供多种微量元素，对营养不良、肾脏疾患、心血管疾病的病后的调养都有益处，可用于治疗头晕目眩、吐血衄血、崩漏血晕、损伤出血以及惊厥癫痫等症；能抗衰老，猪血多磷脂，而磷脂能使乙酰胆碱量增加，使神经细胞之间的联系迅速，从而改善人的记忆力，因此，有早期老年痴呆症的患者宜多吃猪血。

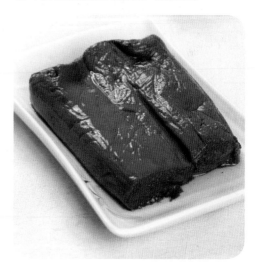

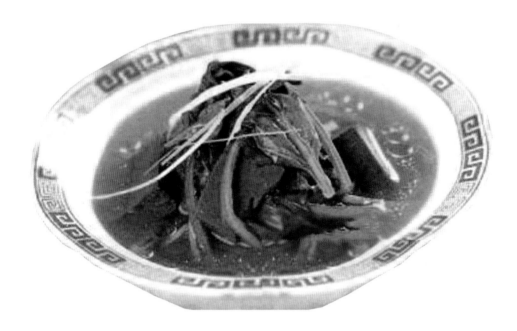

◆ 菠菜猪血汤

主　料：菠菜50克，熟猪血100克。

调　料：食用油、肉汤、盐、胡椒、料酒、姜片、葱段各适量。

做　法：

1.鲜菠菜洗净切段，猪血切条。

2.将锅置火上，加食用油，将葱、姜煸香，倒入猪血，烹入料酒煸炒后加入肉汤、盐、胡椒、菠菜，煮沸后，盛入汤盆即成。

功　效：养血止血、敛阴润燥，适用于血虚肠燥、贫血及出血等病症。

第五节 其他特色食品

蜂蜜

滋养肠道

别　　名 食蜜、蜂糖、百花精。
性味归经 味甘，性平；归肺、脾、
　　　　　大肠经。
建议食用量 每天20毫升。

营养成分

果糖、葡萄糖、蔗糖、麦芽糖、糊精、树胶、蛋白质、氨基酸、柠檬酸、苹果酸、琥珀酸以及微量维生素、矿物质等。

防治便秘功效

蜂蜜中含有大量的氨基酸，能改善血液循环，滋养肠道，增强胃肠活力，促进肠道蠕动，减小排便阻力，从而加快大便的排出，防治便秘。

注意事项

蜂蜜不宜与豆腐、韭菜同食。服用感冒西药时，不宜食蜂蜜。痰湿内蕴、中满痞胀及肠滑泄泻者忌服。患肝硬化、糖尿病的人不宜服用。

适应人群

老人、小孩均可服用。便秘、高血压、支气管哮喘患者适用。

食用功效

蜂蜜能改善血液的成分，促进心脑血管功能，因此经常食用对心脑血管疾病患者很有好处。食用蜂蜜能迅速补充体力，消除疲劳，增强对疾病的抵抗力。蜂蜜还有杀菌的作用，经常食用不仅对牙齿无妨碍，还能在口腔内起到杀菌消毒的作用。蜂蜜能治疗中度的皮肤伤害，特别是烫伤，将蜂蜜当作皮肤伤口敷料时，细菌无法生长。失眠的人在每天睡觉前口服1汤匙蜂蜜（加入1杯温开水内），可以尽快进入梦乡。

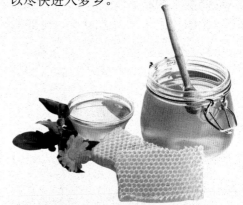

良方妙方

1. 蜂蜜60毫升，每天早晨、晚上各服30毫升，以温开水冲饮。比较适用于老年人、孕妇便秘和习惯性便秘。

2. 蜂蜜60毫升，蜂王浆6毫升，把其调匀，每天早晨、晚上分两回用温热水送服，比较适用于习惯性便秘。

养生食谱

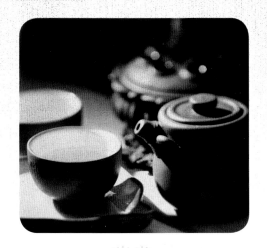

◆ 蜂蜜茶

主　料：甘草5克，洞庭碧螺春、枸杞子各3克，蜂蜜适量。

做　法：

1.洞庭碧螺春、枸杞子、甘草放入壶中。

2.倒入沸水冲泡10分钟后，加入适量蜂蜜即可饮用。

3.每日1剂，分2次温服。

功　效：润燥通便、益气生津。此茶中的洞庭碧螺春具有止渴生津、祛风解表的功效；甘草具有补脾益气的功效；枸杞子具有养肝明目的功效；蜂蜜具有润肺、滋补肝肾、益精明目的功效。

◆ 蜂蜜黄瓜汤

主　料：黄瓜1根。

调　料：蜂蜜100毫升。

做　法：

1.黄瓜洗净，去瓤，切成条。

2.将黄瓜条加少许水煮沸，趁热加入蜂蜜，再煮沸即可。

功　效：润肠通便、健肾利尿。老年人久服有益于防止毛发脱落及甲状腺功能亢进，还可以增强免疫力。

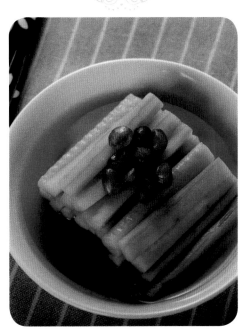

香油

富含油脂，润滑肠道

别　　名 麻油、芝麻油。

性味归经 味甘，性凉；归大肠经。

建议食用量 每天10毫升。

营养成分

维生素E、维生素B_1、亚油酸、蛋白质、麻糖、棕榈酸、钙、磷、铁等。

防治便秘功效

香油含有大量的油脂，有很好的润肠通便作用，对便秘有一定的预防和治疗作用，习惯性便秘患者，早晚空腹喝一口香油，能润肠通便。

良方妙方

香油250毫升（或用豆油也可），一次服下，半小时后仍不大便，腹仍痛，可再服150毫升（如仍不大便，应尽快送医院）。适用于肠梗阻便秘。

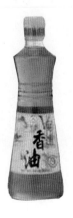

食用功效

香油中含丰富的维生素E，具有促进细胞分裂和延缓衰老的功效；香油中含有40%左右的亚油酸、棕榈酸等不饱和脂肪酸，容易被人体分解吸收和利用，以促进胆固醇的代谢，并有助于消除动脉血管壁上的沉积物；香油是一种促凝血药，对治疗血小板减少性紫癜有一定效果；香油中所含的卵磷脂是延年益寿、抗衰老的上佳成分，是中老年人最好的补品。

养生食谱

◆ 香椿芽拌豆腐

主　料：豆腐50克，鲜嫩香椿芽20克。

调　料：香油、盐各适量。

做　法：

1. 将香椿芽洗净后，用沸水焯烫，捞出，沥水，切成细末。

2. 将豆腐洗净，切成小丁，焯烫后捞出，沥水。

3. 将豆腐丁放入碗中，加入香椿芽末、盐、香油拌匀即可。

功　效：清香软嫩，含有丰富的大豆蛋白、钙质和胡萝卜素等营养。

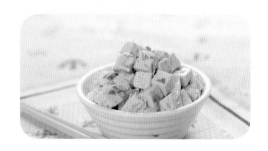

橄榄油

——润滑肠道，有效缓解便秘

性味归经 味甘、淡，性温；归脾经。
建议食用量 每天25毫升。

营养成分

油酸、维生素A、维生素B、维生素D、维生素E、维生素K及抗氧化物等。

防治便秘功效

食用橄榄油可提高胃、脾、肠、肝和胆管的功能，强化消化系统功能，还可濡润大肠，长期食用能够有效缓解便秘。

良方妙方

橄榄油均匀地涂满下腹部，自左向右按摩，对小儿便秘有较好的疗效。

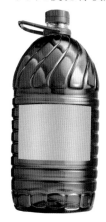

食用功效

橄榄油中含有65.8%～84.9%的不饱和脂肪酸，除了供给人体热量外，还能调整人体血浆中高密度脂蛋白－胆固醇与低密度脂蛋白－胆固醇的比例，增加人体内高密度脂蛋白的浓度，降低低密度脂蛋白的浓度，从而防止人体内胆固醇过量；橄榄油还能预防血栓形成，减少心血管病的发生；橄榄油能促进骨骼生长，促进钙的吸收；橄榄油含有抗氧化成分，它能保护皮肤，尤其能防止皮肤损伤和衰老，使皮肤具有光泽。

养生食谱

◆ 油泼莴笋

主 料：嫩莴笋500克。
调 料：橄榄油、葱、姜、红椒、香油、盐、生抽、花椒各适量。
做 法：
1. 嫩莴笋去皮切成菱形片焯水放入盘中。
2. 红辣椒顶刀切碎。
3. 锅内放少许油，煸香花椒和红椒碎，放入葱、姜、生抽调成汁淋在青笋上即可。
功 效：濡润大肠、宽肠通便。可用于治疗各种便秘。

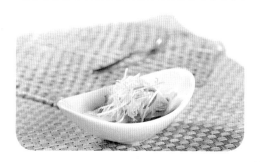

牛奶

——滋养肠道，最好的通便剂

别　　名　牛乳。

性味归经　味甘，性平、微寒；归心、肺、胃经。

建议食用量　每天 250 ~ 500 毫升。

营养成分

蛋白质、脂肪、碳水化合物、维生素 A、硫胺素、核黄素、烟酸、维生素 C、维生素 E、胆固醇、钙、碘、镁、铁、锌、硒、铜、锰、钾等。

防治便秘功效

牛奶营养丰富，而且极易被人体吸收，能滋养肠道，加快肠道蠕动，促进消化，从而达到通便的效果。

黄金搭配

牛奶 + 木瓜

木瓜与牛奶搭配食用，含丰富的蛋白质、维生素 A、维生素 C 及矿物质，有明目清热、清肠通便的功效。

牛奶 + 蜂蜜

牛奶、蜂蜜混合煮沸，每天早晨空腹服一次，治习惯性便秘、大便燥结。

牛奶 + 粳米

粳米煮粥，加入牛奶食用，有润五脏、补虚损、养阴生津作用。

食用功效

牛奶具有补肺养胃、生津润肠之功效，对人体具有镇静安神作用，对糖尿病久病、口渴便秘、体虚、气血不足、脾胃不和者有益；喝牛奶能促进睡眠安稳，泡牛奶浴可以治失眠；牛奶中的碘、锌和卵磷脂能大大提高大脑的工作效率；牛奶中的镁元素会促进心脏和神经系统的耐疲劳性；牛奶能润泽肌肤，经常饮用可使皮肤白皙、光滑，增加弹性；基于酵素的作用，牛奶还有消炎、消肿及缓和皮肤紧张的功效；儿童常喝鲜奶有助于身体的发育，因为钙能促进骨骼发育；老人喝牛奶可补足钙质需求量，减少骨骼萎缩，降低骨质疏松症的发生概率，使身体柔韧度增加。

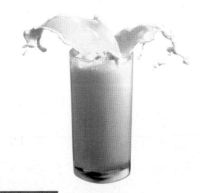

食用宜忌

煮牛奶时不要加糖，须待煮热离火后再加；加热时不要煮沸，更不要久煮，否则会破坏营养素，影响人体吸收；而超市买回的鲜牛奶可直接饮用而无须加热。

养生食谱

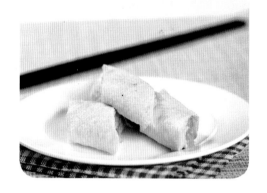

◆ 香蕉煎饼

主　料：中筋面粉100克，牛奶220毫升，香蕉1根。

辅　料：鸡蛋1个，黄油20毫升，泡打粉2克，糖25克，香蕉果酱15克。

做　法：

1.面粉加牛奶、鸡蛋、泡打粉和水搅拌成糊状。

2.香蕉切成小粒备用。

3.锅烧热内放少许黄油，倒入一勺面糊，摊开后撒上香蕉粒，煎熟即可。

功　效：健脑益智、生津润肠、润肺止咳、清热解毒。

◆ 牛奶番茄

主　料：鲜牛奶200毫升，番茄250克。

辅　料：淀粉适量。

调　料：盐、胡椒粉各适量。

做　法：

1.先将番茄洗净，切块待用。

2.淀粉用鲜牛奶调成汁，待用。

3.鲜牛奶汁煮沸，加入番茄略煮片刻，然后加入适量盐和胡椒粉调匀即成。

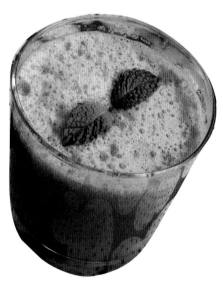

酸奶

促进有益菌生长

性味归经 味酸、甘，性平；归肠、胃经。

建议食用量 每日 150 ~ 250 毫升。

营养成分

半乳糖、乳酸、小肽链、氨基酸、脂肪酸、维生素 B_1、维生素 B_2、维生素 B_6、维生素 B_{12}、钙、磷等。

防治便秘功效

酸奶可以产生大量的短链脂肪酸，从而加强胃肠动力，促进肠道蠕动，还可以使肠道菌体大量生长，改变渗透压而防治便秘。

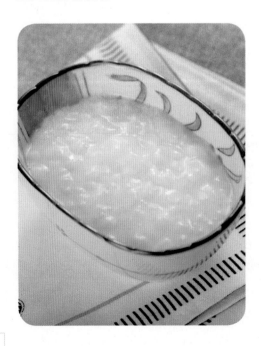

食用功效

酸奶经纯牛奶发酵而成，不但保留了牛奶的所有优点，而且经加工后还能扬长避短，成为更加适合人类消化吸收的营养保健品。在发酵过程中，牛奶中的乳糖（可造成乳糖不耐受症的人腹痛、腹泻）大多被分解成小分子的半乳糖、乳酸、肽链和氨基酸等，更利于人体消化吸收，提高了各种营养素的利用率。

在发酵过程中乳酸菌还可产生人体所必需的多种维生素，如维生素 B_1、维生素 B_2、维生素 B_6、维生素 B_{12} 等。牛奶经发酵后，钙、磷更容易被人体吸收。

养生食谱

◆ 酸奶香米粥

主　料：香米50克，酸奶50毫升。

做　法：

1. 香米淘洗干净，入清水中浸泡3小时。

2. 锅置火上，放入香米和适量清水，大火煮沸，再转小火熬成烂粥，即可关火。

3. 待粥凉至温热后加入酸奶搅匀即可。

功　效：润肠通便。

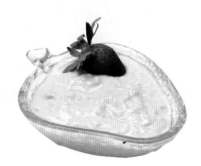

第三章

药材通便功效大，
调理肠胃全靠它

第一节 药材通便，疗效可见

桑椹

●───➤ 促进肠液分泌

别　　名 桑实、乌椹、文武实、黑
椹、桑枣、桑椹子、桑果、
桑粒。

性味归经 味甘，性寒；归心、肝、
肾经。

用法用量 内服：煎汤，10 ~ 15克；
或熬膏、浸酒、生啖；或
入丸、散。外用：适量，
浸水洗。

营养成分

葡萄糖、鞣酸、苹果酸、胡萝卜素、
维生素 B_1、维生素 B_2、维生素 C、脂肪
酸、钙等。

防治便秘功效

桑椹含有多种维生素，可增强食
欲，刺激胃肠黏膜，促进肠液分泌，
加快肠道蠕动，促进消化，防治便秘。

良方妙方

桑椹 50 克，加水 500 毫升，煎煮
成 250 毫升，加适量冰糖，以上为 1
日量，每日服 1 次，5 天为 1 个疗程。
适于老年体弱、气血虚亏及便秘者
食用。

功用疗效

补血滋阴，生津润燥。用于眩晕
耳鸣，心悸失眠，须发早白，津伤口渴，
内热消渴，血虚便秘。

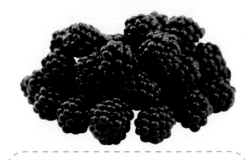

养生食谱

◆ 桑椹红枣粥

配　方：桑椹20克，红枣10颗，冰糖20
克，粳米100克。

做　法：

1.桑椹去杂质洗净，红枣洗净去核。

2.将桑椹、红枣放入锅中，置于武火
上烧开，再用文火煮20分钟，加入冰
糖，熬化即可。

功　效：滋阴养血、补脾胃。

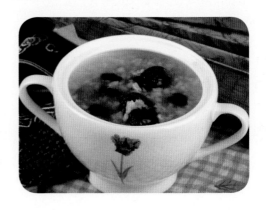

赤芍药

养血补虚，改善虚性便秘

别　　名 山芍药、木芍药、红芍药、草芍药。

性味归经 味苦，性微寒；归肝经。

建议食用量 内服：煎汤，5～15克；或入丸、散。

营养成分

芍药苷、氧化芍药苷、苯甲酰芍药苷、白芍苷、芍药苷无酮、没食子酰芍药苷、芍药新苷、胡萝卜苷、右旋儿茶精、挥发油等。

防治便秘功效

习惯性便秘多由气血不足，血耗津亏所致。而芍药能养血柔肝，可改善虚性便秘症状。另外，研究发现，芍药中的有效成分具有镇痛解痉的作用，对迷走神经有刺激作用，而排便与迷走神经有关，故能通便。

适用人群

发烧、目赤肿痛的患者适用。肝郁胁痛、闭经、痛经以及跌打损伤者适用。吐血、鼻衄等出血症患者适用。疮痈肿毒患者适用。

功用疗效

清热凉血，散瘀止痛。用于温毒发斑，吐血衄血，目赤肿痛，肝郁胁痛，经闭痛经，症瘕腹痛，跌扑损伤，痈肿疮疡。

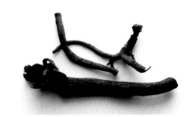

养生食谱

◆ 赤芍双花炒肉丝

配　方：赤芍药30克，金银花、西芹各50克，里脊肉150克，葱、姜、盐、味精、胡椒粉各适量。

做　法：

1.赤芍药、金银花放入锅内，加水适量，煎煮15分钟，取药汁备用。

2.里脊肉、西芹切成丝，锅内放少许底油，爆香葱姜，下肉丝熟香放入西芹丝、盐、味精、胡椒粉翻炒熟时，再加入备用的药汁翻匀即可食用。

功　效：清热解毒、散瘀止痛。

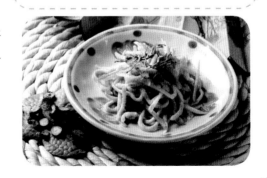

火麻仁

润肠通便，调理肠燥便秘

别　　名	大麻仁、火麻、线麻子。
性味归经	味甘，性平；归脾、胃、大肠经。
用法用量	内服：煎汤，10～15克；或入丸，散。外用：适量，捣敷；或煎水洗。

营养成分

蛋白质、脂肪油、卵磷脂、甾醇、维生素 B_1、维生素 B_2、钙、镁等。

防治便秘功效

火麻仁所含的油脂成分，可滑润肠和粪便，同时脂肪油在肠中遇碱性肠液后转化为脂肪酸，刺激肠壁，增加肠液的分泌和蠕动，减少肠内水分的吸收，减小排便阻力，可有效防治便秘。

注意事项

火麻仁多食，会有中毒反应，症状表现为恶心、呕吐、腹泻、四肢麻木，烦躁不安，昏迷等。另外，妇女吃火麻仁过量，会引发带疾。火麻仁畏牡蛎、白薇，恶茯苓。肠滑者忌服。脾肾不足之便溏、阳痿、遗精、带下的人慎服。

食用功效

润肠通便。用于血虚津亏，肠燥便秘。

适用人群

肠燥便秘、全身浮肿、小便不利、血压高、血脂高、跌打损伤者适用。

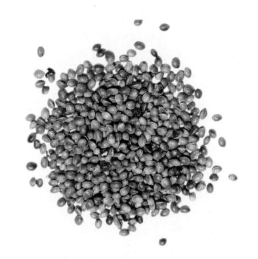

良方妙药

1. 习惯性便秘：火麻仁、何首乌、生地黄、麦冬各30克，枳壳12克，陈皮10克，锁阳、肉苁蓉、玄参、厚朴各15克，甘草6克。水煎服。每日1剂，早、晚各服1次。本方滋阴补阳，润肠通便。

2. 产后大便难：火麻仁、党参、当归、生地黄各15克，甘草、槟榔各5克，川芎、柏子仁各8克，枳壳、桃仁各10克。上药加水煎2次，混合两煎药液。每日1剂，早、晚各服1次。

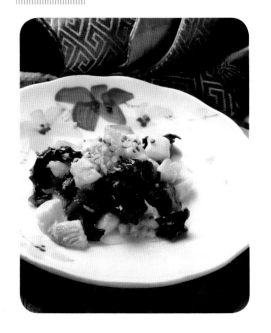

◆ 火麻仁小米粥

配　方：火麻仁50克，小米250克。

做　法：将火麻仁、小米洗净，放入锅中加水适量烧沸至米熟烂即可。

功　效：润燥滑肠、养胃生津。

◆ 火麻仁炒鱼笋

配　方：火麻仁25克，草鱼1条，冬笋片25克，水发木耳25克，植物油、葱、姜、盐、味精、淀粉各适量。

做　法：

1.草鱼洗净，肉切片码味上浆用油滑熟备用。

2.锅中留底油煸香葱、姜，入冬笋片、木耳、鱼片、火麻仁调盐、味精勾芡炒匀即可。

功　效：润燥滑肠。

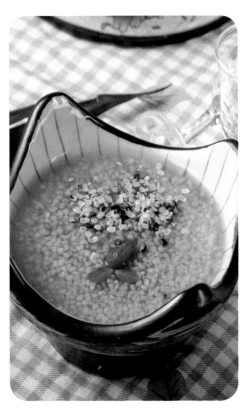

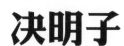

决明子

清热明目，润肠通便

别　　名	决明子、马蹄决明、马蹄子、还瞳子、羊明。
性味归经	味甘、苦、咸，性微寒；归肝、大肠经。
用法用量	内服：煎汤，9～15克。

营养成分

糖类、蛋白质、脂肪、甾体化合物、大黄酚、大黄素、芦荟大黄素、大黄酸、大黄素葡萄糖苷、大黄素甲醚、决明素、橙黄决明素、新月孢子菌、玫瑰色素、决明松、决明内酯、铁、锌、锰、铜、镍、钴、钼等。

防治便秘功效

决明子含大黄酚、大黄素、大黄素甲醚、决明素、钝叶决明素等，但量不多，所以具有一定的泻下作用，且效力缓和，对防治便秘有效。

适用人群

高血压和高血脂患者适用。便秘性肥胖、肝肾不足而产生眼疾的人适用。

注意事项

决明子恶大麻子。腹寒泄泻和血压低者慎用。孕妇慎用。

食用功效

清热明目，润肠通便。用于目赤涩痛，羞明多泪，头痛眩晕，目暗不明，大便秘结。

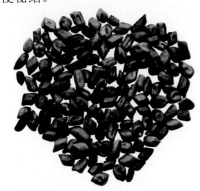

良方妙药

1. 单味煎服，或研末冲服，治热结便秘及轻者肝热目赤涩痛。

2. 决明子、郁李仁各18克，沸水冲泡代茶。适用于习惯性便秘。

3. 决明子、肉苁蓉各12克，蜂蜜适量。将决明子炒熟研末，与肉苁蓉（切碎）用沸水冲泡后，滤液加入蜂蜜饮用。适用于虚性便秘患者。

经典论述

1. 《日华子本草》："助肝气，益精水；调末涂，消肿毒，贴太阳穴治头痛，又贴脑心止鼻衄；作枕胜黑豆，治头风，明目。"

2. 《神农本草经》："治青盲，目淫肤赤白膜，眼赤痛，泪出，久服益精光。"

3. 《湖南药物志》："明目，利尿。治昏眩，脚气，浮肿，肺痈，胸痹。"

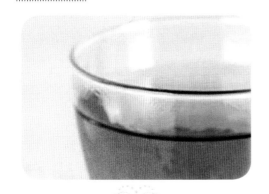

◆ 决明子菊花饮

配　方：决明子15克，菊花5克，桑叶10克。

做　法：决明子洗净，菊花洗净，同入砂锅中煮10分钟即可。

功　效：明目降压、疏风清热。

◆ 决明子荷叶茶

配　方：决明子10克，乌龙茶、荷叶干品各3克。

做　法：

1.将决明子放入锅中，上火炒干；荷叶切丝，备用。

2.将决明子、荷叶丝、乌龙茶一起放入杯中，冲入沸水，盖盖子闷约10分钟后饮用。

功　效：决明子可润肠通便；荷叶既可以分解体内的脂肪，又能阻止肠道对脂肪的吸收，防止脂肪堆积；乌龙茶能显著抑制胆固醇及中性脂肪的增加。这款茶饮减脂减肥、润肠通便的效果显著。

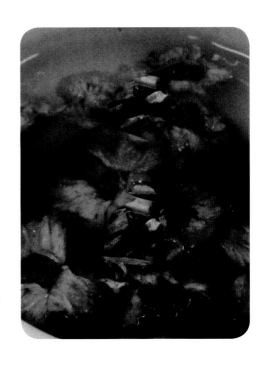

杏仁

润肠平咳喘

别　名 苦杏仁、杏核仁、杏子、杏梅仁、杏、木落子、甜梅。

性味归经 味苦，性温，有毒；归肺、脾、大肠经。

建议食用量 4.5～9克，生品入煎剂宜后下。

营养成分

蛋白质、膳食纤维、苦杏仁苷、苦杏仁酶、脂肪油、钙、钾等。

防治便秘功效

杏仁中的脂肪油（杏仁油）含量约占其成分的50%，可有效地刺激肠胃蠕动，减小排便阻力，润肠通便。

良方妙药

1. 便秘：桃仁、杏仁各15克，柏子仁、松子仁、郁李仁各5克，陈皮20克。上药分别研为膏，入陈皮末研匀，炼蜜为丸，如梧桐子大。每服50丸，空腹米汤送下。本方质润多脂，润燥通便，且降肺气。

2. 气虚型便秘：黄芪15～20克，白术15克，火麻仁12克，桔梗6克，杏仁9克，水煎服。

功用疗效

降气止咳平喘，润肠通便。用于咳嗽气喘，胸满痰多，血虚津枯，肠燥便秘。

注意事项

内服不宜过量，以免中毒。阴虚咳嗽及大便溏泄者忌服。

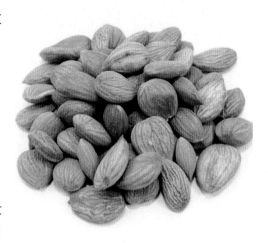

适用人群

便秘者、癌症患者、咳喘的患者适用。

经典论述

1.《本草纲目》："杀虫，治诸疮疥，消肿，去头面诸风气鼓疱。"

2.《神农本草经》："主咳逆上气雷鸣，喉痹，下气，产乳金疮，寒心奔豚。"

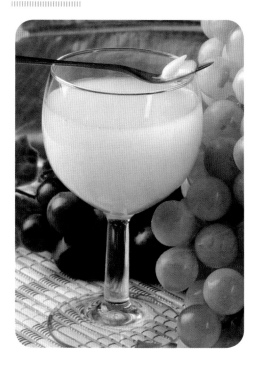

◆ 杏仁拌苦瓜

配　方：苦瓜200克。

辅　料：杏仁20克。

调　料：盐2克，味精1克，香油适量。

做　法：

1. 将苦瓜洗净改刀切成片，焯水备用。

2. 杏仁泡淡盐水20分钟与苦瓜一起放容器中加盐、味精、香油拌匀即可。

◆ 杏仁麦冬饮

配　方：甜杏仁12克，麦冬15克。

调　料：冰糖适量。

做　法：甜杏仁洗净泡透，打碎成浆；麦冬洗净后加水煎煮15分钟后，放入杏仁浆，加冰糖再煎5～6分钟即可。

功　效：止咳平喘、滋阴润肺。

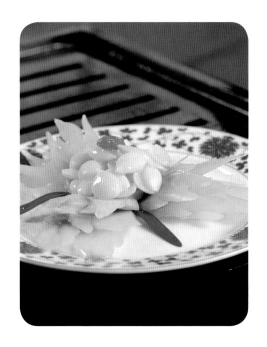

番泻叶

●通便利水泻肠热

别　　名　旃那叶、泻叶、泡竹叶。

性味归经　味甘、苦，性寒；归大肠经。

用法用量　内服：煎汤，3～6克，后下；或泡茶，1.5～3克。

营养成分

番泻苷、大黄酚、大黄素、大黄素甲醚等。

防治便秘功效

番泻叶可泻热行滞、通便利水，为刺激性泻药，主要是通过肠黏膜和神经丛刺激肠道蠕动，作用广泛而强烈，属于猛药。作用于结肠，一般几个小时内生效。

良方妙药

1. 便秘：干番泻叶3～6克，开水冲泡，代茶饮。每日1剂。重症者可加至10克。适宜于肠胃积热型便秘。

2. 便秘：番泻叶、火麻仁各9克，陈皮、枳实、延胡索各6克。水煎服。每日1剂，分早晚内服。

3. 胃弱消化不良，便秘腹膨胀，胸闷：生大黄、丁香各1.8克，番泻叶、橘皮各3克，黄连1.5克，上药沸开水温浸2小时，去渣滤取汁液。每日1剂，分3次服用。

功用疗效

泻热行滞，通便，利水。用于热结积滞，便秘腹痛，水肿胀满。

注意事项

番泻叶服量不宜过大，过量则有恶心、呕吐、腹痛等副作用。中寒泄泻者忌用。孕妇慎用。

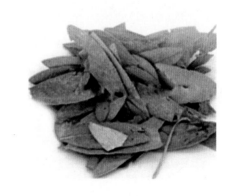

适用人群

便秘、急性胰腺炎、胆囊炎、胆石症、肠梗阻、消化道出血的患者适用；术后肠功能恢复的人适用；胆道蛔虫患者适用；慢性肾功能衰竭者适用。

经典论述

《神农本草经》："主咳逆上气雷鸣，喉痹，下气，产乳金疮，寒心奔豚。"

养生食谱

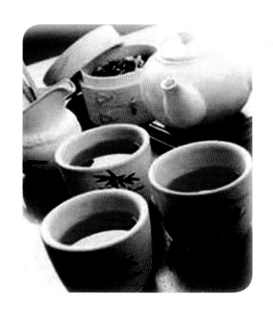

◆ 番泻叶烧豆腐

配　方：番泻叶25克，豆腐200克，草菇50克。

调　料：葱、姜、盐、味精、淀粉、食用油、清汤各适量。

做　法：

1.番泻叶煎取浓汁，豆腐切块与草菇一起飞水备用。

2.锅置火上，锅中留底油烧热煸香葱、姜，加入清汤，调盐、味精放入豆腐、草菇烧入味勾芡即可。

功　效：泻热导滞、通便。

◆ 番泻叶蜂蜜茶

配　方：番泻叶3克，蜂蜜适量。

做　法：将番泻叶过水，清洗干净，放入杯中，冲入沸水，稍凉后加入蜂蜜即可饮用。

功　效：清热通腑、润肠。

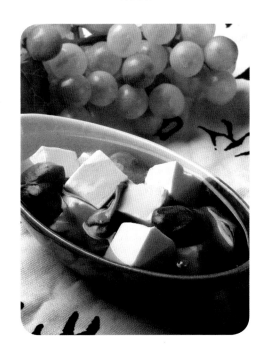

大黄

泻热通便排肠毒

别　　名　将军、生军、川军、黄良、火参、肤如、锦纹大黄、蜀大黄、牛舌大黄、锦纹。

性味归经　味苦，性寒；归脾、胃、大肠、肝、心包经。

用法用量　煎服，3～30克，用于泻下，不宜久煎。外用适量，研末调敷患处。

营养成分

蒽类衍生物、胶质、大黄酸、大黄泻脂、苷类化合物、鞣质类、有机酸类、挥发油类等。

防治便秘功效

大黄含有蒽苷大黄素、胶质、大黄酸、大黄泻脂等，其有效成分经口服后，在消化道内被细菌代谢为具有生物活性的物质，刺激胃壁神经丛而引起大肠蠕动，刺激黏膜下神经丛和更深部肌肉神经丛等，使肠运动亢进，发挥泻下作用。

良方妙药

1. 习惯性便秘：大黄、枳实各6克，桃仁18克，柴胡、木香、甘草各12克。上药研末，调入适量蜂蜜。每次1匙，每日3次，饭前服。

2. 大便燥结，胃热口臭，咽干喉痛：熟大黄60克，蜂蜜500毫升，黄酒40毫升。将熟大黄用黄酒浸1小时，加水煎2次，混合两煎汁液，与蜂蜜混匀，加盖密封，隔水加热30分钟后，离火装瓶备用。每次1匙，每日2次，饭后温开水送服。

3. 便秘热证：甘草3克，大黄10～12克（后入），炒枳壳10～12克，芒硝10克（后入），水煎服。

功用疗效

消食，清湿热，泻火，凉血，祛瘀，解毒。用于实热便秘，积滞腹痛，泻痢不爽，湿热黄疸，目赤，咽肿，肠痈腹痛，痈肿疔疮，瘀血经闭，跌打损伤，外治水火烫伤；上消化道出血。

注意事项

置通风干燥处，防蛀。脾胃虚弱者慎用。妇女怀孕、月经期、哺乳期忌用。

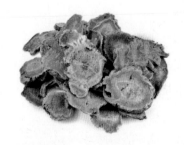

适用人群

便秘、消化道出血、咽肿、肠痈腹痛、妇女瘀血经闭者适用。

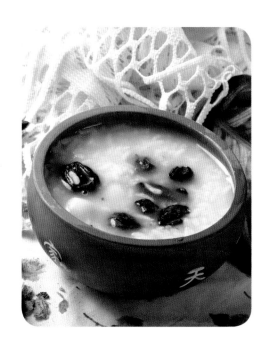

◆ **大黄粥**

配 方：粳米150克，大黄3克，冰糖20克。

做 法：

1. 大黄研成细粉，粳米洗净。

2. 将大黄粉和粳米一同放入锅内，加入500毫升清水，用大火煮沸后，改小火煮30分钟，加入冰糖搅匀即成。

功 效：泻下通便、清热解毒、活血化瘀、清泄湿热。

◆ **熟大黄乌梅莲子粥**

配 方：熟大黄20克，乌梅10克，莲子15克，大米150克。

做 法：先将大米洗净，莲子泡软，熟大黄洗净一起放入锅中加清水烧开，下乌梅煮至黏稠即可。

功 效：清热解毒、益气补血。

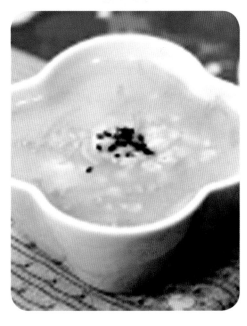

麦芽

●─3·健胃，消食，通便

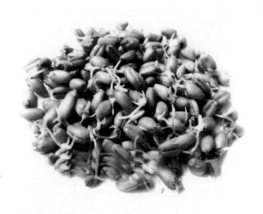

别　　名 大麦芽、大麦糵、麦糵、
　　　　　大麦毛。

性味归经 味甘，性平；归脾、胃经。

用法用量 内服：煎汤，10～15克，
　　　　　大剂量可用30～120克；
　　　　　或入丸、散。

营养成分

蛋白质、氨基酸，维生素B、维生素E、淀粉酶、消化酶、过氧化异构酶、大麦芽碱、腺嘌呤、胆碱、细胞色素C等。

防治便秘功效

麦芽含有消化酶及维生素B，可增强胃肠动力，加速肠蠕动，促进消化。另外，人体实验表明：麦芽煎剂有轻度促进胃酸（总酸与游离酸）和胃蛋白酶分泌的作用。

良方妙药

1. 伤食腹胀，消化不良：炒山楂、炒麦芽、炒莱菔子、陈皮各15克，水煎服。

2. 快膈进食：麦芽120克，神曲60克，白术、橘皮各30克。上药为末，蒸饼丸，如梧桐子大。每次服30～50丸，以人参汤送下。本方出自《本草纲目》。

功用疗效

行气消食，健脾开胃，退乳消胀。用于食积不消，脘腹胀痛，脾虚食少，乳汁郁积，乳房胀痛，妇女断乳。生麦芽：健脾和胃，疏肝行气。用于脾虚食少，乳汁郁积。炒麦芽：行气消食回乳。用于食积不消，妇女断乳。焦麦芽：消食化滞。用于食积不消，脘腹胀痛。

注意事项

麦芽含微量麦芽毒素，故有小毒，不宜大量摄入。患有痰火哮喘症的人忌用。无积滞、脾胃虚者不适用。孕妇不宜多服。哺乳期妇女不适用。

适用人群

消化不良、食积、胃脘胀痛者适用；断乳期妇女和乳积患者适用。

养生食谱

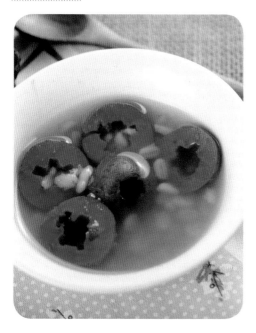

◆ **麦芽小米粥**

配　方：生麦芽、白糖各15克，小米150克。

做　法：麦芽、小米洗净放入沸水中煮熟至黏稠，加白糖调匀即可。

功　效：消食化积。

◆ **麦芽山楂饮**

配　方：炒麦芽150克，山楂、冰糖各50克。

做　法：

1.炒麦芽洗净，山楂洗净备用。

2.将麦芽、山楂入锅中煎煮25分钟左右滤去渣，加冰糖至溶化即可。

功　效：消食化积。

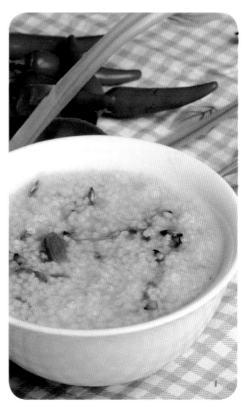

山楂

●消食化积，改善便秘

别　　名	山里红、红果、酸梅子、山梨、赤枣子。
性味归经	味甘、酸，性微温；归脾、胃、肝经。
建议食用量	每次 3 ~ 4 个（50 克）。

营养成分

皮苷、蛋白质、脂肪、胡萝卜素、烟酸、黄酮苷类（如牡荆素、荭草素、山楂纳新）、三萜类化合物（如齐墩果酸、熊果酸、山楂酸等）、槲皮素、维生素 C 与磷、铁、钙等。

防治便秘功效

山楂所含的大量维生素 C 和酸类物质，可促进胃液分泌，增加胃消化酶类，帮助消化，防治便秘。

良方妙方

1. 消化不良：焦山楂 10 克，研末加适量红糖，开水冲服，每日 3 次。或生山楂、炒麦芽各 10 克，水煎服，每日 2 次。

2. 一切食积：山楂、白术各 200 克，神曲 100 克。上药研为末，蒸饼丸，梧桐子大，备用。每次 70 丸，温开水送服。本方出自《丹溪心法》。

3. 食肉不消：山楂肉 200 克，加水煎煮，食肉并饮其汁。本方出自《简便单方》。

功用疗效

消食健胃，行气散瘀。用于肉食积滞，胃脘胀满，泻痢腹痛，瘀血经闭，产后瘀阻，心腹刺痛，疝气疼痛；高脂血症。焦山楂消食导滞作用增强。用于肉食积滞，泻痢不爽。

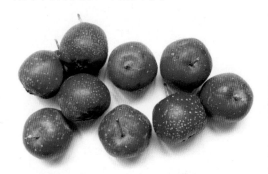

注意事项

病后初愈、体质虚弱、胃酸过多、消化性溃疡的人忌食。忌与人参同服。服用滋补药品期间，忌食山楂。不可过食山楂，易损害牙齿；食山楂后，需用水漱口。脾胃虚弱者慎服。孕妇不宜服用。

养生食谱

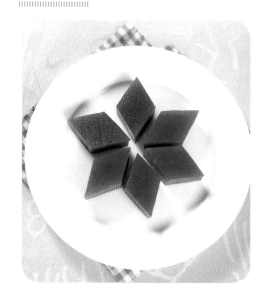

◆ 山楂藕片汤

配　方：山楂25克，嫩藕15克，冰糖50克。

做　法：

1.鲜藕去皮切片，山楂洗净去籽切片。

2.砂锅中加水、冰糖煮至融化，下入藕片、山楂煮25分钟左右即可。

功　效：健脾开胃、止渴生津。

◆ 山楂糕

配　方：山楂200克。

辅　料：蜂蜜10毫升，冰糖50克，凝胶片5克。

做　法：

1.山楂洗净去籽蒸熟压过罗成山楂泥状。

2.锅中加少许水放入山楂泥、凝胶片、冰糖熬成糊放温后加蜂蜜搅拌均匀。

3.取不锈钢容器，把熬好的山楂糊倒入容器中，放凉定形后切块装盘即可。

功　效：消积、化滞、行瘀。

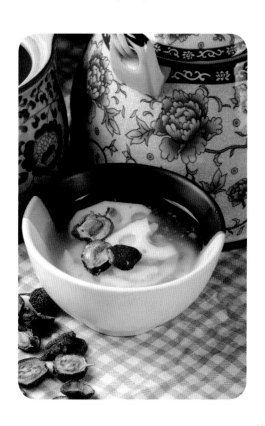

当归

改善血虚肠燥便秘

别　　名　干归、云归、岷当归、马尾当归、马尾归、秦哪、西当归。

性味归经　味甘、辛，性温；归肝、心、脾经。

用法用量　内服：煎汤，6～12克；或入丸、散；或浸酒；或敷膏。

营养成分

挥发油、蔗糖、维生素 B_{12}、维生素 A 类物质、油酸、亚油酸、谷甾醇、亚叶酸、凝胶因子、生物素等。

防治便秘功效

当归可以养血润燥，能濡润肠道，促进排便，适用于血虚肠燥型便秘。

良方妙药

1. 大便不通：当归、白芷等份，为末。每服 6 克，以米汤调服。

2. 便秘：黄芪、当归、炙甘草各 20 克，升麻、防风各 10 克。水煎取药汁。每日 1 剂，分 2 次服用。升阳润燥，补气益血。适用于虚证便秘。

功用疗效

补血活血，调经止痛，润肠通便。用于血虚萎黄，眩晕心悸，月经不调，经闭痛经，虚寒腹痛，肠燥便秘，风湿痹痛，跌扑损伤，痈疽疮疡。

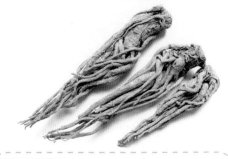

养生食谱

◆ 当归乌鸡汤

配　方：乌骨鸡肉250克，盐5克，味精3克，酱油2毫升，油5毫升，当归20克，田七8克。

做　法：

1. 把当归、田七用水洗干净，然后用刀剁碎。

2. 把乌骨鸡肉用水洗干净，用刀剁成块，放入开水中煮5分钟，再取出过冷水。

3. 把所有的材料放入炖锅中，加水，慢火炖3小时，最后调味即可。

功　效：散瘀消肿、止血活血、止痛行气。

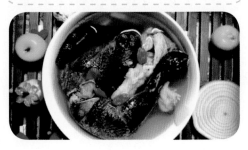

枳实

行气导滞，调理气滞便秘

别　　　名	鹅眼枳实。
性味归经	味苦、辛，性寒；归脾、胃、肝、心经。
用法用量	内服：水煎，3～10克；或入丸、散。外用：适量，研末调涂；或炒热熨。

营养成分

橙皮苷、柚皮苷、辛弗林、d-柠檬烯、忍冬苷、川陈皮素、维生素、果胶、挥发油等。

防治便秘功效

现代药理研究表明，枳实的有效成分能缓解乙酰胆碱或氯化钡所致的小肠痉挛，可使胃肠收缩节律增加，故有通便的作用。

良方妙药

1. 大便不通：枳实、皂荚等份，为末，饭丸，米饮下。本方出自《世医得效方》。

2. 炒枳实6～10克，焦槟榔、杏仁各10克，厚朴6克，水煎服。适宜于便秘气滞证。

功用疗效

破气消积，化痰散痞。用于积滞内停，痞满胀痛，泻痢后重，大便不通，痰滞气阻胸痹，结胸，胃下垂，脱肛，子宫脱垂。

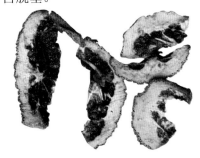

养生食谱

◆ 枳实烧肚片

配　　方：枳实20克，熟猪肚200克，冬菇、冬笋各30克，炸蒜仔、葱油、老抽、盐、清汤各适量。

做　　法：枳实加清水、鸡汤、熟猪肚、冬菇、冬笋块、炸蒜仔、葱油、老抽、盐、清汤烧至汤浓黏稠即可。

功　　效：健脾益气、滑肠通便。

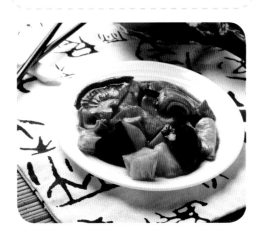

肉苁蓉

质润滋养，补肾又通便

别　　名　大芸（淡大芸）、寸芸、苁蓉（甜苁蓉、淡苁蓉）、地精、查干告亚。

性味归经　味甘、咸，性温；归肾、大肠经。

用法用量　内服：煎汤，10～15克；或入丸、散；或浸酒。

营养成分

肉质茎含肉苁蓉苷 A、B、C、H，洋丁香酚苷，2-乙酰基洋丁香酚苷，海胆苷，鹅掌楸苷，8-表马钱子苷酸，胡萝卜苷，甜菜碱，β-谷甾醇，甘露醇，三十烷醇，多糖类等。

防治便秘功效

肉苁蓉类药物的水煎剂具有明显的通便作用，可改善肠蠕动，抑制大肠的水分吸收，缩短排便时间。对老年人习惯性便秘、体虚便秘和产妇产后便秘疗效显著。

良方妙方

1. 产后便秘：柏子仁、熟地黄、当归、白芍、肉苁蓉、枸杞子各10克，川芎8克。水煎服。每日1剂，分2次服用。4剂为一个疗程。

2. 气虚便秘：肉苁蓉、桑椹各15克，蜂蜜30毫升。将肉苁蓉（切片）与桑椹水煎取汁，入蜂蜜搅匀。每日1剂，分2次服用。

功用疗效

补肾阳，益精血，润肠道。主肾阳虚衰，精血不足之阳痿，遗精，白浊，尿频余沥，腰痛脚弱，耳鸣目花，月经不调，宫寒不孕，肠燥便秘。

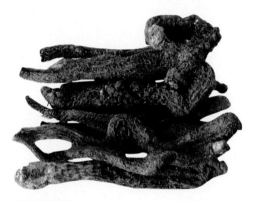

注意事项

经常大便溏薄者不宜食用。

适用人群

体虚便秘、产后便秘、病后便秘及老年便秘者适宜食用；患有男子遗精、早泄、阳痿、精子稀少不育等病症者适宜食用；妇女带下、不孕症、四肢不温、月经不调、腰膝酸痛等病症患者适宜食用；高血压患者也适宜食用。

养生食谱

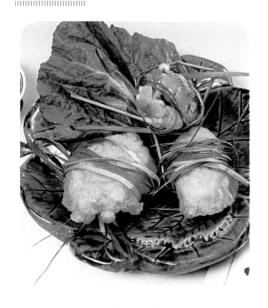

◆ 苁蓉烤鲍鱼

配　方：圆粒鲍4只，肉苁蓉粉1克，全蛋糊适量，香茅草2克，锌盐3克，白兰地2毫升。

做　法：

1. 圆粒鲍与肉苁蓉粉拌匀后放入白兰地、盐。

2. 全蛋糊和匀，包裹在圆粒鲍上。

3. 将香茅草滚在外侧入烤箱烤10分钟即可。

功　效：鲍鱼与肉苁蓉一起烹制有补肾精、益肝血的功效。

◆ 苁蓉羊肉粥

配　方：肉苁蓉15克，羊肉、粳米各100克，盐、姜末、葱花各少许。

做　法：

1. 分别将肉苁蓉、羊肉洗净切细丝；粳米淘洗干净。

2. 先用砂锅煎肉苁蓉取汁，去渣，再放入羊肉丝、粳米同煮。

3. 待沸后再加入盐、葱花、姜末调味，煮成稀粥即可。

功　效：肉苁蓉与羊肉、粳米一同食用具有滋肾壮阳、补益精血的功效。此粥适用于男子阳痿，女子不孕，腰膝冷痛，血枯便秘等症。

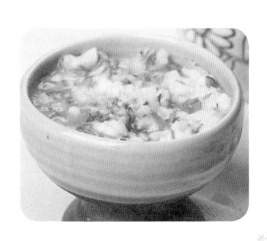

枸杞子

滋补肝肾，明目通便

别　　　名　狗奶子、苟起子、枸杞子豆、血杞子、津枸杞子、枸杞子红实、红耳坠。

性味归经　味甘，性平；归肝、肾经。

用法用量　内服：煎汤，5～15克；或入丸、散、膏、酒剂。

营养成分

氨基酸、枸杞子多糖、胡萝卜素、硫胺素、维生素B_2、烟酸、维生素C、甜菜碱、玉蜀黍黄质，酸浆果红素、隐黄质、东莨菪素等。

防治便秘功效

枸杞子能滋肾润肺、补肝明目，适用于肝肾不足引起的便秘。药理研究发现，枸杞子中的有效成分对造血功能有促进作用，如此能增加体内的循环血量，使肠道营养供给充分，促进肠道蠕动，促进排便。

良方妙方

生地黄200克，枸杞子、火麻仁各350克，白酒2000毫升。上药切碎，蒸熟，晾去热气后置入白酒中，密封7日即成。随量饮服，以不醉为度。适用于肠燥便秘、倦怠无力、头昏目眩等症。

功用疗效

滋补肝肾，益精明目。用于虚劳精亏，腰膝酸痛，眩晕耳鸣，内热消渴，血虚萎黄，目昏不明。

适用人群

中老年人及体质差者适用。肝肾阴虚证，腰膝酸软、头晕目眩、视物不清、白内障、夜盲症以及耳鸣耳聋者适用。癌症患者及放疗、化疗后体质虚弱的人适用。肺结核患者适用。心脑血管疾病以及脂肪肝、肝炎患者适用。

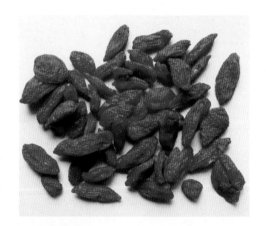

注意事项

枸杞子置阴凉干燥处，防闷热，防潮，防蛀。外邪实热，脾虚有湿及泄泻者忌服。

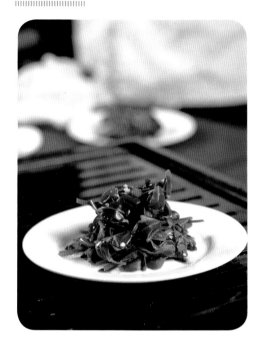

◆ 枸杞子粳米粥

配　方：枸杞子15克，粳米100克，白糖20克。

做　法：

1. 将枸杞子、粳米洗净备用。

2. 锅中放水600毫升，开锅后加粳米文火煮15分钟后加枸杞子、白糖煮至黏稠即可。

功　效：滋阴健胃、明目益精。

◆ 枸杞子马齿苋

配　方：马齿苋200克。

辅　料：枸杞子10克。

调　料：盐、味精各1克，香油1毫升，蒜茸1克。

做　法：

1. 将马齿苋去根洗净，用盐水轻烫后放入容器中。

2. 加盐、味精、香油、蒜茸拌匀即可。

功　效：清毒明目、杀菌通便。

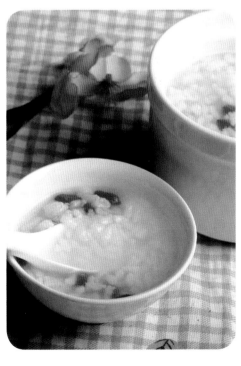

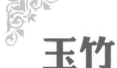

玉竹

养阴润燥，改善津亏便秘

别　　名	萎蕤、玉参、尾参、小笔管菜、甜草根、靠山竹。
性味归经	味甘，性微寒；归肺、胃经。
用法用量	内服：煎汤，6～12克；熬膏、浸酒或入丸、散。外用：适量，鲜品捣敷；或熬膏涂。阴虚有热宜生用，热不甚者宜制用。

营养成分

维生素A、甾苷、玉竹黏液质等。

防治便秘功效

有药理研究表明，玉竹中的有效成分可增强肠道力和肠蠕动的协调性，促进肠壁的收缩运动，调节肠道微生态，纠正正常功能紊乱，对功能性便秘有效。

注意事项

玉竹畏咸卤。痰湿气滞者禁服。脾虚便溏者慎服。

良方妙方

大便干燥：玉竹、北沙参、石斛、麦冬各15克，乌梅五枚，水煎取汁，加冰糖适量代茶饮用。

功用疗效

养阴润燥，生津止渴。用于肺胃阴伤，燥热咳嗽，咽干口渴，内热消渴。

适用人群

体质虚弱、免疫力低下、阴虚燥热、食欲不振、肥胖者适用。

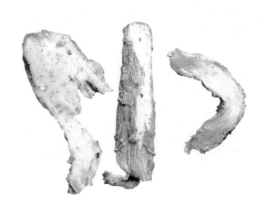

经典论述

1.《本草纲目》："主风温自汗灼热，及劳疟寒热，脾胃虚乏，男子小便频数，失精，一切虚损。"

2.《神农本草经》："主中风暴热，不能动摇，跌筋结肉，诸不足。久服去面黑，好颜色，润泽。"

3.《日华子本草》："除烦闷，止渴，润心肺，补五劳七伤，虚损，腰脚疼痛，天行热狂。"

4.《本草拾遗》："主聪明，调血气，令人强壮。"

5.《药性论》："主时疾寒热，内补不足，去虚劳客热，头痛不安。"

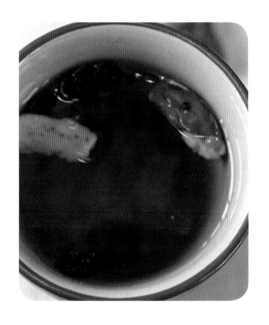

◆ 玉竹桑椹茶

配　方： 玉竹、桑椹各12克，红枣2枚。

做　法： 将上述材料一起放入杯中，倒入沸水，盖盖子闷泡约15分钟后饮用。

功　效： 滋阴养血、益气安神。

◆ 玉竹山药炖乌鸡

配　方： 玉竹12克，草菇35克，乌鸡1只（约500克）。

调　料： 植物油、葱、姜、料酒、盐、胡椒粉各适量。

做　法：

1.玉竹洗净，草菇飞水备用，乌鸡洗净剁块飞水备用。

2.将乌鸡、玉竹放入锅中加葱、姜、料酒、盐、胡椒粉、水、猪油，用大火烧沸，小火炖1小时即可。

功　效： 滋阴润肺、温中益气。

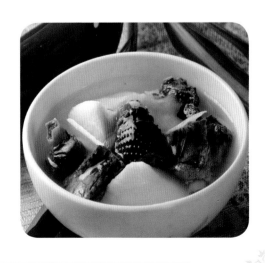

麦冬

⇒滋阴生津的通便药材

别　　　名	麦门冬、不死药、沿阶草、禹余粮。
性味归经	味甘、微苦,性微寒;归心、肺、胃经。
用法用量	内服:煎汤,6~15克;或入丸、散、膏。外用:适量,研末调敷;煎汤涂;或鲜品捣汁搽。

营养成分

氨基酸、维生素 A、葡萄糖、β-谷甾醇、甾体皂苷等。

防治便秘功效

麦冬具有滋阴生津的功效,适用于肠燥便秘的患者。现代药理研究表明,麦冬中的有效成分具有一定的迷走神经样作用,而排便的过程与迷走神经功能有关,故有通便效果。

良方妙方

肠燥便秘,大便干结:麦冬、生地黄、玄参各15克,水煎服。每日1剂。本方具有润肠通便的功效。

功用疗效

养阴生津,润肺清心。用于肺燥干咳,虚痨咳嗽,津伤口渴,心烦失眠,内热消渴,肠燥便秘,咽白喉。

适用人群

肺燥咳嗽、血热妄行、便秘、失眠健忘、神经衰弱、口干舌燥、消渴以及咽喉疼痛者适用。

注意事项

麦冬恶款冬、苦瓠,畏苦参、青蘘。麦冬忌与木耳、鲫鱼同食。脾胃虚寒泄泻、风寒咳嗽者忌用。

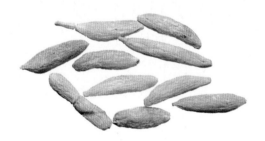

经典论述

1.《神农本草经》:"主心腹结气,伤中伤饱,胃络脉绝,羸瘦短气。"

2.《医学启源》:"《主治秘诀》云,治经枯乳汁不下。"

养生食谱

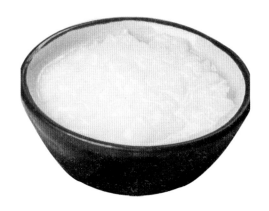

◆ 麦冬麻鸭

配　方：去骨熟麻鸭150克，胡萝卜块100克，麦冬2克，原汁鸭汤200毫升，碘盐6克，生抽4毫升，绍酒2毫升。

做　法：熟麻鸭切成条后加鸭汤、盐、生抽、绍酒与麦冬、胡萝卜同蒸25分钟即可。

功　效：麻鸭与麦冬、胡萝卜一起蒸制具有补肝肾精血、美容的功效。其中胡萝卜中含有大量的维生素A，可以起到预防夜盲症以及抗癌的作用。麦冬中含有多种氨基酸、大量葡萄糖。

◆ 麦冬粥

配　方：麦冬30克，粳米100克，冰糖适量。

做　法：

1.麦冬煎汤取汁备用；粳米淘洗干净。

2.锅中倒入适量水，放入粳米，煮至半熟时加入麦冬汁及冰糖适量，同煮成粥即可。

功　效：麦冬与粳米、冰糖一同食用具有生津止渴、润肺清心的功效。适宜于热病后因气津被耗而引起的气短、咽干、口渴、心烦、失眠或干咳等症。

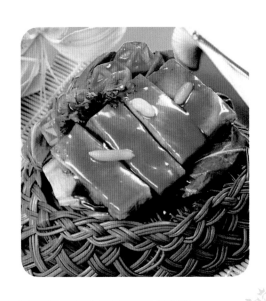

石斛

滋阴清热，调理阴虚便秘

别　　名	吊兰、林兰、禁生、杜兰、石蓫、悬竹、千年竹。
性味归经	味甘，性微寒；归胃、肾经。
用法用量	内服：煎汤6～15克，鲜品加倍；或入丸、散；或熬膏。

营养成分

淀粉、黏液质、石斛碱、石斛胺、石斛次碱、石斛因碱、石斛星碱、6-羟石斛星碱等。

防治便秘功效

药理研究发现，石斛中的有效成分能促进胃液的分泌而助消化，并能促进肠道蠕动，从而通便。

注意事项

石斛质地坚硬，入煎的时间需久。石斛不能同巴豆、僵蚕同用；服药期间少食辛辣刺激性的食物。石斛对血压和呼吸有抑制作用，过量服用可致中毒，引起惊厥。脾胃虚寒者禁用。温热病早期阴未伤、湿温病未化燥者禁用。

功用疗效

益胃生津，滋阴清热。用于阴伤津亏，口干烦渴，食少干呕，病后虚热，目暗不明。

适用人群

体质虚弱、病后虚热、高血压、高血糖、高血脂、脂肪肝、冠心病、食欲不振、口干渴、腹泻、白内障、青光眼、视神经炎患者适用。

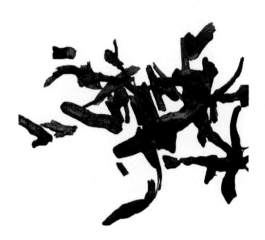

经典论述

1. 《本草纲目》："治发热自汗，痈疽排脓内塞。"

2. 《纲目拾遗》："清胃除虚热，生津，已劳损，以之代茶，开胃健脾。定惊疗风，能镇涎痰，解暑，甘芳降气。"

3. 《神农本草经》："主伤中，除痹，下气，补五脏虚劳羸瘦，强阴，久服厚肠胃。"

养生食谱

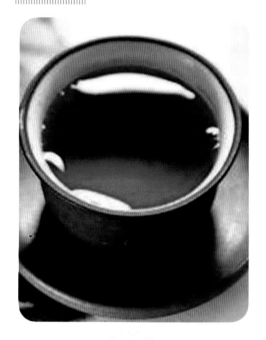

◆ 石斛炒芹菜

配　方：石斛5克，芹菜300克，红椒10克，葱段、蒜片、酱油、盐、味精、植物油各适量。

做　法：

1.石斛用热水泡洗净，加入适量的水蒸10分钟，芹菜斜刀切段焯水备用。

2.锅中放入少量油，加入葱段、蒜片爆香，加入芹菜、红椒、（蒸好的）石斛，调入酱油、盐、味精炒熟即可。

功　效：健脾生津。

◆ 瓜蒌石斛茶

配　方：石斛5克，瓜蒌3克，绿茶3克，冰糖适量。

做　法：将石斛、瓜蒌、绿茶用茶包包起来，放入杯中，加入350毫升开水冲泡后饮用。可加适量冰糖调味。

功　效：生津润肺、滋阴清热。对肺燥咳嗽咯干痰，慢性支气管炎有较好的效果。

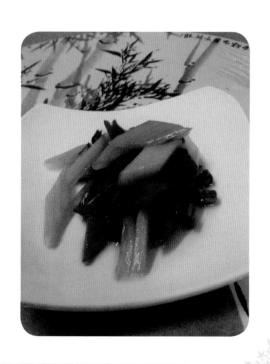

党参

健脾益气，调理气虚便秘

别　　名	东党、台党、潞党、上党人参、黄参、狮头参、中灵草。
性味归经	味甘，性平；归脾、肺经。
用法用量	内服：煎汤，6～15克；或熬膏；入丸、散。生津、养血宜生用；补脾益肺宜炙用。

营养成分

淀粉、蔗糖、葡萄糖、菊糖、皂苷、生物碱、黏液质、树脂等。

防治便秘功效

党参为补中益气之要药，其有效成分对消化系统有一定的影响，有药理研究表明，党参有调整胃肠运动功能的作用，能纠正病理状态的胃肠运动功能紊乱，故而对便秘有一定的作用。

良方妙方

党参15～20克，白术15克，升麻3克，炒枳壳6克，瓜蒌仁12克，水煎服。适宜于气虚型便秘。

功用疗效

补中益气，健脾益肺。用于脾肺虚弱，气短心悸，食少便溏，虚喘咳嗽，内热消渴。

适用人群

脾胃虚弱、四肢无力的人适用；冠心病、心悸气短、肺虚咳嗽、贫血、内热消渴、自汗、慢性腹泻、溃疡性结肠炎及胃炎的患者适用。

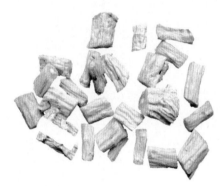

注意事项

党参不宜与藜芦同用。有实邪者忌服。温热病早期阴未伤、湿温病未化燥者禁用。

经典论述

《本草正义》："党参力能补脾养胃，润肺生津，健运中气，本与人参不甚相远。其尤可贵者，则健脾运而不燥，滋胃阴而不湿，润肺而不犯寒凉，养血而不偏滋腻，鼓舞清阳，振动中气，而无刚燥之弊。"

养生食谱

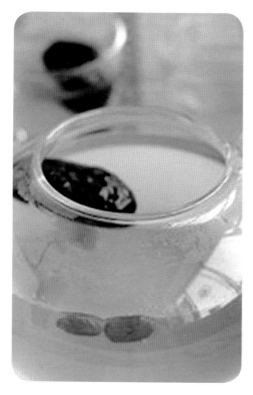

◆ 党参黄花山药粥

配 方: 党参10克，黄花菜40克，山药、糯米各50克。

做 法:

1.党参、黄花菜洗净切片，山药洗净切丁。

2.砂锅中放糯米和水、山药丁、党参、黄花菜一起煲制30分钟即可。

功 效: 补中益气、升阳固表。

◆ 党参枸杞子茶

配 方: 党参、枸杞子各10克，陈皮15克，黄芪30克，大枣2枚。

做 法: 将所有茶材放入锅中，加清水，煮30分钟，去渣取汁。

功 效: 补中益气、健脾益肺、滋阴保肝。

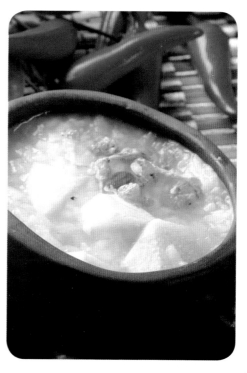

何首乌

控制脂肪吸收

别　　名	赤首乌、首乌、铁秤砣、红内消、地精。
性味归经	味苦、甘、涩,性温;归肝、心、肾经。
用法用量	内服:煎汤,10～20克;熬膏、浸酒或入丸、散。外用:适量,煎水洗、研末撒或调涂。

营养成分

淀粉、粗脂肪、卵磷脂、大黄酚、大黄素、大黄酸等。

防治便秘功效

何首乌的有效成分大黄酚能促进肠胃蠕动,排出肠胃里的废物,减少肠胃对胆固醇和脂肪的吸收,防止胆固醇在肠胃里沉淀、累积,对于治疗便秘很有效。

注意事项

何首乌忌猪、羊血,忌萝卜、葱、蒜,忌铁。大便溏泄及有湿痰者不宜使用。

良方妙方

生首乌30克,水煎服。适宜于便秘血虚证。

功用疗效

生首乌解毒、消痈、润肠通便,用于瘰疬疮痛、风疹瘙痒、肠燥便秘、高血脂等;制首乌补肝肾、益精血、乌须发、强筋骨,用于血虚萎黄、眩晕耳鸣、须发早白、腰膝酸软、肢体麻木、崩漏带下、久疟体虚、高血脂等。

适用人群

免疫力低下、腰膝酸软、耳鸣耳聋者、神经衰弱、肝炎、结核病患者适用。妇人产后诸病及便秘、痔疮患者适用。

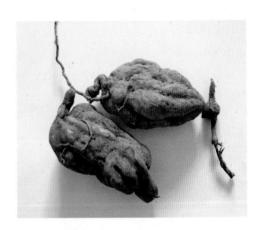

经典论述

1.《本草述》:“治中风,头痛,行痹,鹤膝风,痫证,黄疸。”

2.《开宝本草》:“主瘰疬,消痈肿,疗头面风疮,疗五痔,止心痛,益血气。”

3.《滇南本草》:“涩精,坚肾气,止赤白便浊,缩小便,入血分,消痰毒。治赤白癜风,疮疥顽癣,皮肤痛痒。截疟,治痰疟。”

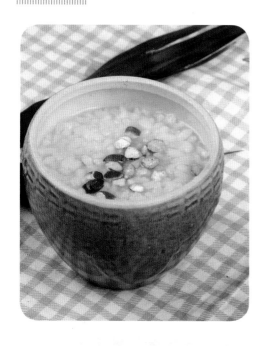

◆ 通便茶

配　方：柏子仁、何首乌各10克，当归3克。

做　法：将所有茶材放入锅中，加清水，煮30分钟即可。

功　效：润肠通便、调理肠胃。

◆ 何首乌鸡粒糯米粥

配　方：何首乌3片，鸡粒50克，糯米150克，姜丝3克。

做　法：糯米清洗后与泡软的何首乌片一同放入锅中，大火烧开转小火煮25分钟，加入鸡粒、姜丝再煮5分钟即可。

功　效：补肝肾、益精血。适用于血虚便秘，耳聋耳鸣，高血脂及动脉硬化者。

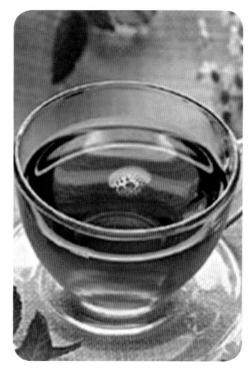

第二节　中医名方妙方治便秘

麻子仁丸

——《伤寒论》

【组成】麻子仁、大黄（去皮）各 500 克，芍药、枳实（炙）、厚朴（炙，去皮）、杏仁（去皮尖，熬，别作脂）各 250 克。

【用法】上药为末，炼蜜为丸，每次 9 克，每日 1～2 次，温开水送服。亦可按原方用量比例酌减，改汤剂煎服。

【功用】润肠泄热，行气通便。

【证候】肠胃积热。

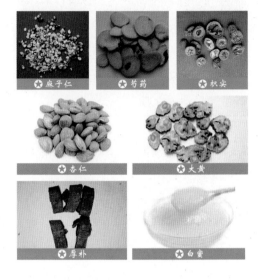

★麻子仁　★芍药　★枳实
★杏仁　★大黄
★厚朴　★白蜜

大便干结，腹胀腹痛，面红身热，口干口臭，心烦不安，小便短赤，舌红苔黄燥，脉滑数。

【按语】方中大黄、枳实、厚朴通腑泄热，麻子仁、杏仁、白蜜润肠通便，芍药养阴和营。此方泻而不峻，润而不腻，有通腑气而行津液之效。若津液已伤，可加生地黄、玄参、麦冬以养阴生津；若兼郁怒伤肝，易怒目赤者，加服更衣丸以清肝通便；若燥热不甚，或药后通而不爽者，可用青麟丸以通腑缓下，以免再秘。

本方虽为润肠缓下之剂，但含有攻下破滞之品，故年老体虚、津亏血少者不宜常服，孕妇慎用。

本型可用番泻叶 3～9 克开水泡服，代茶随意饮用。

六磨汤

——《世医得效方》

【组成】沉香、木香、槟榔、乌药、枳实、大黄各等份。

【用法】用开水各磨浓汁，合一处，重汤煮，温服之即通。

【功用】降气通便。

【证候】气机郁滞。

大便干结，或不甚干结，欲便不得出，或便而不畅，肠鸣矢气，腹中胀痛，胸胁满闷，嗳气频作，饮食减少，舌苔薄腻，脉弦。

【按语】方中木香调气，乌药顺气，沉香降气，大黄、槟榔、枳实破气行滞。可加厚朴、香附、柴胡、莱菔子、炙枇杷叶以助理气之功。若气郁日久，郁而化火，可加黄芩、栀子、龙胆草清肝泻火；若气逆呕吐者，可加半夏、旋覆花、代赭石；若七情郁结，忧郁寡言者，加白芍、柴胡、合欢皮疏肝解郁；若跌仆损伤，腹部术后，便秘不通，属气滞血瘀者，可加桃仁、红花、赤芍之类活血化瘀。

黄荡除积滞，细辛散寒止痛。腹部胀满、舌苔厚腻、积滞较重者，可加木香、厚朴以加强行气导滞的作用；腹痛甚者，可加肉桂以温里止痛；体虚较甚，可加当归、党参以益气养血。

使用时大黄用量一般不超过附子。

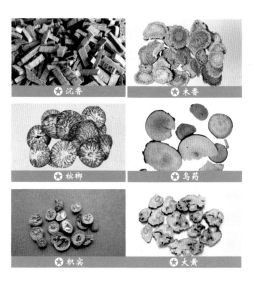

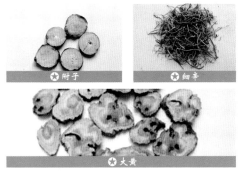

大黄附子汤

——《金匮要略》

【组成】附子 12 克，大黄 9 克，细辛 3 克。

【用法】水煎服。

【功用】温里散寒，通便止痛。

【证候】阴寒积滞。

大便艰涩，腹痛拘急，胀满拒按，胁下偏痛，手足不温，呃逆呕吐，舌苔白腻，脉弦紧。

【按语】方中附子温中散寒，大

黄芪汤

——《太平惠民和剂局方》

【组成】绵黄芪、陈皮（去白）各 15 克。

【用法】上为细末，每服 6 克，用火麻仁 5 克研烂，以水投取浆一盏，滤去滓，于银石器内煎，候有乳起，即入白蜜一大匙，再煎令沸，调药末，空心，食前服。

【功用】润肠益气通便。

【证候】气虚。

粪质并不干硬，也有便意，但临厕排便困难，需努挣方出，挣得汗出短气，便后乏力，体质虚弱，面白神疲，肢倦懒言，舌淡苔白，脉弱。

【按语】方中黄芪大补脾肺之气，

为方中主药，火麻仁、白蜜润肠通便，陈皮理气。若气虚较甚，可加人参、白术，"中气足则便尿如常"，气虚甚者，可选用红参；若气虚下陷脱肛者，则用补中益气汤；若肺气不足者，可加用生脉散；若日久肾气不足，可用大补元煎。

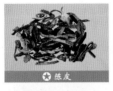
★陈皮

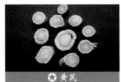
★黄芪

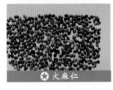
★火麻仁

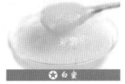
★白蜜

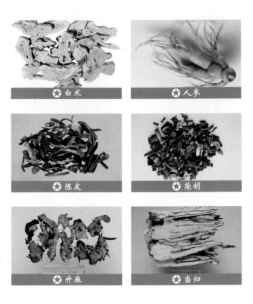
★白术　★人参　★陈皮　★柴胡　★升麻　★当归

补中益气汤

——《内外伤辨惑论》

【组成】黄芪18克，炙甘草、白术各9克，人参、陈皮、柴胡、升麻各6克，当归3克。

【用法】水煎服；或制成丸剂，每次服9～15克，每日2～3次，温开水或姜汤送下。

【功用】补中益气，升阳举陷。

【按语】方中黄芪、人参、白术、炙甘草益气健脾、培土生金，升麻、柴胡升举清阳之气，当归配黄芪调补气血，陈皮理气调中，升麻升阳举陷。

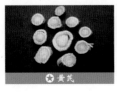
★黄芪

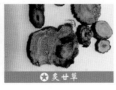
★炙甘草

润肠丸

——《脾胃论》

【组成】大黄（去皮）、当归（梢）、羌活各6克，桃仁（汤浸去皮尖）9克，麻子仁（去皮取仁）15克。

【用法】除麻仁另研如泥外，捣，箩为细末，炼蜜为丸，如梧桐子大，每服五十丸，空心用白汤送下。

【功用】润肠通便，活血祛风。

【证候】血虚。

大便干结，排出困难，面色无华，心悸气短，健忘，口唇色淡，脉细。

【按语】方中当归滋阴养血，麻子仁、桃仁润肠通便，大黄泻下。可加玄参、何首乌、枸杞子养血润肠。若兼气虚，可加白术、党参、黄芪益气生血，若血虚已复，大便仍干燥者，可用五仁丸润滑肠道。

【附方】

五仁润肠丸（《全国中药成药处方集》）。生地黄、广陈皮各 120 克，桃仁（去皮）、火麻仁、肉苁蓉（酒蒸）、熟大黄、当归各 30 克，柏子仁 15 克，郁李仁、松子仁各 9 克。以上除五仁外，共为细粉，再将五仁串合一处，炼蜜为丸，9 克重，蜡皮或蜡纸筒封固。每服一丸，开水送下。功用：养血滋阴，润肠通便。主治：阴虚血少，肠燥便秘。

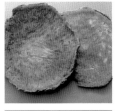

★ 大黄

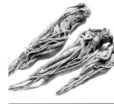

★ 当归

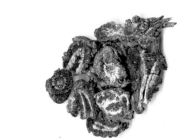

★ 羌活

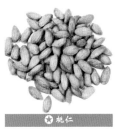

★ 桃仁

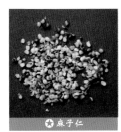

★ 麻子仁

增液汤

——《温病条辨》

【组成】玄参 30 克，麦冬（连心）、细生地黄各 24 克。

【用法】水煎服。

【功用】增液润燥。

【证候】阴虚。

大便干结，如羊屎状，形体消瘦，头晕耳鸣，心烦失眠，潮热盗汗，腰酸膝软，舌红少苔，脉细数。

【按语】本方为治疗津亏肠燥所致大便秘结的常用方，又是治疗多种内伤阴虚液亏病证的基础方。方中玄参、麦冬、生地黄滋阴润肠，生津通便。

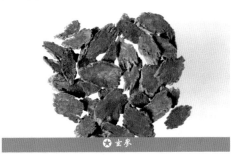

★ 玄参

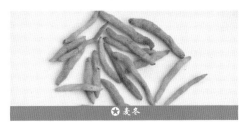

★ 麦冬

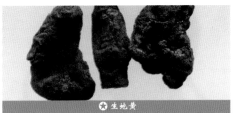

★ 生地黄

可加芍药、玉竹、石斛以助养阴之力，加火麻仁、柏子仁、瓜蒌仁以增润肠之效。若胃阴不足，口干口渴者，可用益胃汤；若肾阴不足，腰酸膝软者，可用六味地黄丸。

本方增液有余，攻下不足，是为津液少而燥结不甚者而设，若阳明里实热结所致便秘，则非所宜，如津液不足，燥结正甚者亦非本方所能胜任。

济川煎

——《景岳全书》

【组成】当归9～15克，肉苁蓉（酒洗）6～9克，牛膝6克，泽泻4.5克，枳壳3克，升麻1.5～3克。

【用法】水煎服。

【功用】温肾益精，润肠通便。

【证候】阳虚。

大便或干或不干，皆排出困难，小便清长，面色㿠白，四肢不温，腹中冷痛，得热痛减，腰膝冷痛，舌淡苔白，脉沉迟。

【按语】本方为温润通便、治疗肾阳虚便秘的常用方。方中肉苁蓉、牛膝温补肾阳，润肠通便；当归养血润肠；升麻、泽泻升清降浊；枳壳宽肠下气。可加肉桂以增温阳之力。

若老人虚冷便秘，可用半硫丸；若脾阳不足，中焦虚寒，可用理中汤加当归、芍药；若肾阳不足，尚可选用金匮肾气丸或右归丸。

便秘尚有外导法，如《伤寒论》中的蜜煎导法，对于大便干结坚硬者，皆可配合使用。

凡热邪伤津及阴虚者忌用。

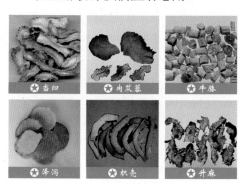

★当归　★肉苁蓉　★牛膝
★泽泻　★枳壳　★升麻

第四章

小穴位大功效，揉揉按按调便秘

大肠俞穴

疏通大肠腑气

大肠俞穴属足太阳膀胱经，大肠之背俞穴，名意指大肠腑中的水湿之气由此外输膀胱经，具有疏调肠腑，理气化滞的功效。大肠腑气不通，则传化糟粕之力减弱，粪便易留滞肠道形成宿便，久之形成便秘，影响健康。刺激大肠俞穴可有效缓解便秘。

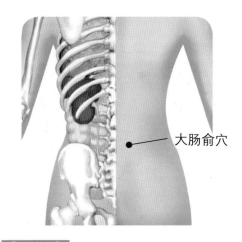

大肠俞穴

【定位】

位于腰部，当第4腰椎棘突下，后正中线旁开1.5寸。

【主治】

腰腿痛；腹胀，腹泻，便秘。

【功效】

理气降逆，调和肠胃。

日常保健

» 按摩

用双手拇指指腹按揉大肠俞穴约2分钟，以局部出现酸、麻、胀感觉为佳。每天坚持，能够治疗腹痛、肠鸣、泄泻、便秘等病症。

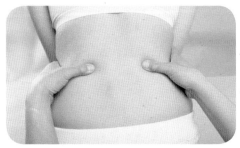

» 艾灸

手执艾条以点燃的一端对准施灸部位，距离皮肤1.5～3厘米施灸，以感到施灸处温热、舒适为度。每日灸1次，每次灸10分钟左右，灸至皮肤产生红晕为止。可治疗腰痛、便秘等病症。

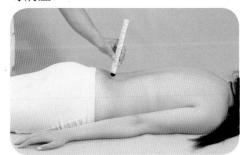

【配伍】

» 大肠俞+上巨虚+承山

上巨虚调和肠胃、通经活络；承山理气止痛、舒筋活络。三穴配伍，有调理肠道的作用，主治便秘。

天枢穴

理气化积滞

天枢是大肠之募穴，是阳明脉气所发，主疏调肠腑、理气行滞、消食，是腹部要穴。大量实验和临床验证，刺激天枢穴可改善肠腑功能，消除或减轻肠道功能失常，不仅能治疗便秘，还可止腹泻。

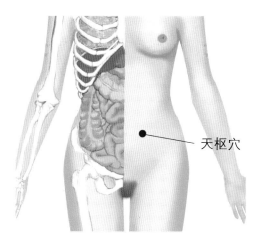

天枢穴

【定位】

位于腹部，横平脐中，前正中线旁开2寸。

【主治】

腹痛，腹胀，便秘，腹泻，痢疾；月经不调，痛经。

【功效】

疏调肠腑，理气行滞，消食。

» 按摩

用双手拇指指腹按揉1～3分钟，每天坚持，能够改善便秘、消化不良等症状。

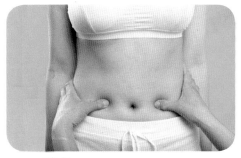

» 艾灸

施灸时，手执艾条以点燃的一端对准施灸部位，距离皮肤1.5～3厘米施灸，以感到施灸处温热、舒适为度。每日灸1～2次，每次灸30分钟左右，灸至皮肤产生红晕为止。可治疗饮食不当造成的腹痛、腹胀等病症。

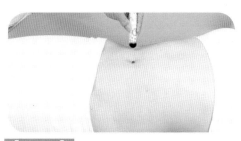

【配伍】

» 天枢+大肠俞+足三里

大肠俞调和肠胃；足三里生发胃气、燥化脾湿。三穴配伍，有调理肠胃的作用，适宜便秘伴有消化不良、腹胀满的患者。

照海穴

滋肾水以增液润肠

照海穴是八脉交会穴，该穴名意指肾经经水在此大量蒸发。三消型糖尿病可出现肺热津伤、胃燥阴伤，又有肾精虚亏之症状，刺激照海穴能滋肾清热、通调三焦、濡润大肠，改善肠燥津枯的现象，促进排便。

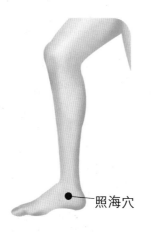

照海穴

【定位】

位于足内侧，内踝尖下方凹陷处。

【主治】

咽喉干燥，痫证，失眠，嗜卧，惊恐不宁，目赤肿痛；月经不调，痛经，赤白带下，阴挺，阴痒；疝气；小便频数；不寐；脚气。

【功效】

滋阴清热，调经止痛。

日常保健

» 按摩

用拇指指腹用力按揉照海穴100～200次，每天坚持，能够治疗便秘、腹胀、消化不良等病症。

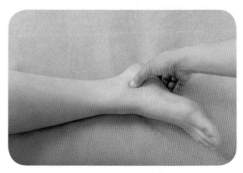

» 艾灸

艾炷灸或温针灸3～5壮；艾条温灸5～10分钟。每天1次，可改善便秘、腹胀、腹痛等病症。

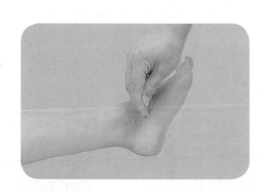

【配伍】

» 照海+合谷+列缺

合谷清热解表；列缺宣肺解表、通调任脉。三穴配伍，适宜便秘伴有目赤肿痛、咽喉肿痛的患者，使用按摩疗法，效果尤佳。

水道穴

治疗便秘经验穴

水道穴属经外奇穴，为治疗便秘的经验穴之一。穴位深部相当于小肠，并靠近膀胱，属下焦，为水道之所出，善清利下焦，治疗各种水液代谢病症。湿困胃肠，则腹胀满，不欲饮食，大便不爽，时欲解而不出，小便不利，头身重痛，刺激本穴可有效改善二便不通的症状。

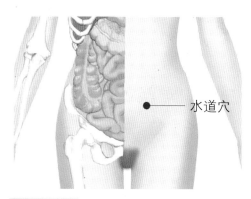

水道穴

【定位】

位于下腹部，当脐中下3寸，距前正中线2寸。

【主治】

少腹胀满，便秘，小便不利，疝气；痛经，不孕。

【功效】

清湿热，利膀胱，通水道。

» 按摩

用双手拇指揉按水道穴，每次50下左右，对湿热下注之小便淋漓涩痛，或小便不利、小腹胀痛、腹水等也有很好的治疗效果。

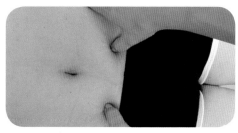

» 艾灸

艾炷灸或温针灸3～5壮；艾条温灸5～10分钟。每天1次，可改善便秘、小腹胀痛、小便不利等病症。

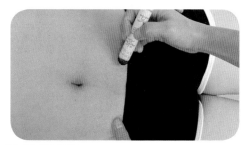

【配伍】

» 水道+筋缩

筋缩通络止痛，两穴配伍，适宜便秘伴有腰脊强痛，腰腿酸痛的患者。

» 水道+关元+中极

关元补肾培元；中极补肾气、清湿热。三穴配伍，适宜便秘伴有痛经、疝气的患者。

合谷穴

泄大肠热，通肠腑气

合谷穴为大肠经原穴，为大肠经原气所输注之处，故可调节肠胃功能，具有和胃降气、调中止痛、通腑泄热之功，可治疗各种胃肠道疾患。

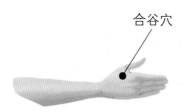

合谷穴

【定位】

位于手背，第1、第2掌骨间，当第2掌骨桡侧的中点处。

【主治】

头痛、目赤肿痛、齿痛、鼻衄、口眼歪斜、耳聋等头面五官诸疾；发热恶寒等外感病症；热病无汗或多汗；闭经、滞产等妇产科病症；牙拔除术、甲状腺手术等口面五官及颈部手术针麻常用穴。

【功效】

镇静止痛，通经活络，清热解表。

日常保健

» 按摩

常用拇指指腹垂直按压此穴，每次1～3分钟，每天坚持，不仅有健脾胃的作用，治疗急性腹痛，还对便秘、头痛、神经衰弱等症都有很好的调理保健功能。

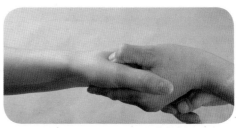

» 艾灸

宜采用温和灸。将点燃的艾条对准施灸部位，距离皮肤1.5～3厘米，以感到施灸处温热、舒适为度。每日灸1次，每次灸5～10分钟，灸至皮肤产生红晕为止。可有效缓解便秘、头晕、胃痛等病症。

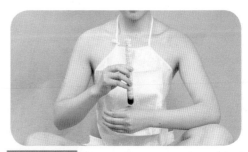

【配伍】

» 合谷+颊车+内庭

颊车祛风清热；内庭清泻邪热。三穴配伍，适宜便秘伴有牙痛、口臭的患者。

中脘穴

❧ 疏通三焦气机

中脘穴属奇经八脉之任脉，八会穴之腑会，为胃之募穴。经常刺激中脘穴，可促进消化，通利肠道，对便秘、胃脘胀痛、食欲不振等病症有很好的疗效。

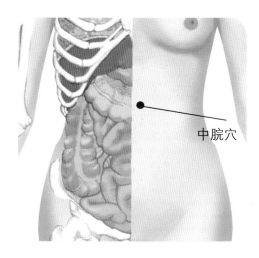

中脘穴

【定位】

位于上腹部，前正中线上，当脐中上4寸。

【主治】

胃痛，腹胀，纳呆，呕吐，吞酸，呃逆，小儿疳积；黄疸；癫狂，脏躁。

【功效】

和胃健脾，降逆利水。

日常保健

>> 按摩

用拇指或中指指腹按压中脘穴约30秒，然后按顺时针方向按揉约2分钟，以局部出现酸、麻、胀感觉为佳。长期坚持，可改善疳积、便秘等症。

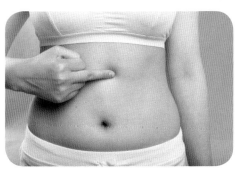

>> 艾灸

用艾条温和灸灸中脘穴5～10分钟，每天1次。常灸中脘穴可以帮助调整食欲。

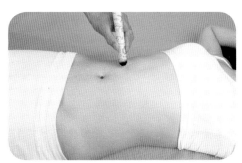

【配伍】

>> 中脘+肝俞+太冲

肝俞疏肝利胆；太冲燥湿生风。三穴配伍，可通调脾胃、舒肝利胆，适宜便秘伴有胃溃疡、胃痛、消化不良的患者。

太冲穴

疏肝理气通肠

太冲穴属肝经，为肝脏原气留止之处。肝为"将军之官"，主怒，肝火旺盛得不到发泄，易灼伤阴液，出现肠燥便秘。刺激该穴可疏肝理气、通腑泄热，使人心平气和，养护肝脏、肠腑，远离便秘困扰。

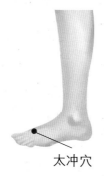

太冲穴

【定位】

位于足背侧，当第1跖骨间隙的后方凹陷处。

【主治】

中风，癫狂痫，小儿惊风，头痛，眩晕，耳鸣，目赤肿痛，口㖞，咽痛；月经不调，痛经，经闭，崩漏，带下，难产；黄疸，胁痛，腹胀，呕逆；癃闭，遗尿；下肢痿痹，足跗肿痛。

【功效】

回阳救逆，调经止淋。

日常保健

» 按摩

用拇指指腹按揉太冲穴，每天按揉3次，每次100下，可给心脏供血，对情绪压抑，生闷气后产生的反应有疏泄作用，也可有效缓解便秘、胆囊炎、头晕、头痛等病症。

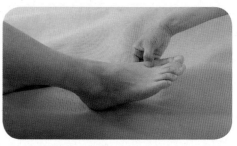

» 艾灸

每天温和灸灸太冲穴10～20分钟，具有调理气血、平肝息风的作用。可有效缓解便秘、头痛、高血压等病症。

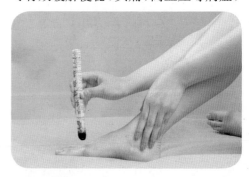

【配伍】

» 太冲+太溪+复溜

太溪清热生气；复溜补肾益气。三穴配伍，具有回阳救逆、清热生气、补肾益气的作用，适宜便秘伴有头痛、眩晕的患者。

脾俞穴

健脾助运

脾俞属足太阳膀胱经，为脾之背俞穴，内应脾脏，为脾经经气转输之处，善利脾脏水湿。刺激该穴可增强脾脏的运化功能，促进消化吸收，增强胃肠动力，促进胃肠蠕动，缩短粪便在肠道的滞留时间，善于治疗因消化功能减弱而致的便秘。

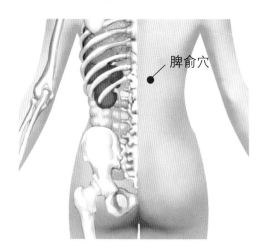

脾俞穴

【定位】

位于背部，当第 11 胸椎棘突下，旁开 1.5 寸。

【主治】

腹胀，纳呆，呕吐，腹泻，痢疾，便血，水肿；多食善饥，身体消瘦；背痛。

【功效】

健脾和胃，利湿升清。

【日常保健】

» 按摩

用双手拇指指腹按揉脾俞穴 100 ～ 200 次，力度适中，每天坚持，能够治疗便秘、腹胀、呕吐、泄泻等病症。

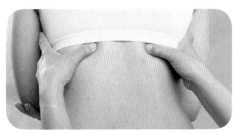

» 艾灸

手执艾条以点燃的一端对准施灸部位，距离皮肤 1.5 ～ 3 厘米施灸，以感到施灸处温热、舒适为度。每日灸 1 ～ 2 次，每次灸 10 分钟左右，灸至皮肤产生红晕为止。可增强肌体对营养的吸收能力，使新陈代谢的机能旺盛，促进血液循环的加快和造血机能的提高。同时对便秘、腹胀、便血、呕吐、水肿等有效。

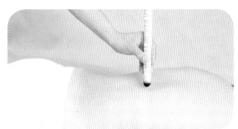

【配伍】

» 脾俞+胃俞+章门

胃俞和胃健脾；章门理气散结、清利湿热。三穴配伍，有健脾和胃的功效，适宜于便秘伴有胃痛、腹胀的患者。

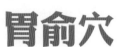

胃俞穴

和胃助消化

胃俞穴是足太阳膀胱经的常用腧穴之一，为胃之背俞穴，中医有"和治内腑"之说，凡六腑之病皆可用之，故可用于治疗属于肠胃病症的便秘。

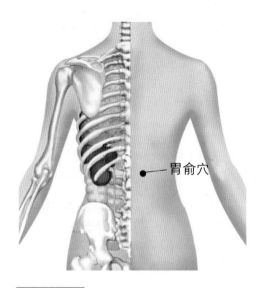

胃俞穴

【定位】

位于背部，当第12胸椎棘突下，旁开1.5寸。

【主治】

胃脘痛，呕吐，腹胀，肠鸣；多食善饥，身体消瘦。

【功效】

和胃健脾，理中降逆。

日常保健

» 按摩

用两手拇指指腹按压此穴，再以画圈的方法揉按此穴。可增强胃的功能，从而更好地保证食物消化吸收的顺利完成。

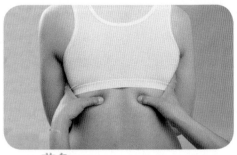

» 艾灸

施灸时，被施灸者俯卧，施灸者手执艾条以点燃的一端对准施灸部位，距离皮肤1.5～3厘米处施灸。每日灸1～2次，每次灸10～20分钟。可治疗胃部疾病。

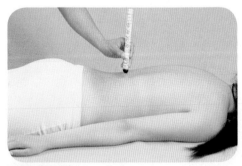

【配伍】

» 胃俞+内关+梁丘

内关理气止痛；梁丘调理脾胃。三穴配伍，适宜便秘伴有胃痉挛、胰腺炎的患者。

足三里穴

扶助中气疗虚秘

足三里穴为足阳明胃经之合穴，是五输穴之一，"合治内腑"凡六腑之病皆可用之，是一个强壮身心的大穴。传统中医认为，刺激足三里穴有调节机体免疫力、增强抗病能力、保健肾脏和脾胃的作用，对改善脾胃虚弱、消化不良有较好的效果。

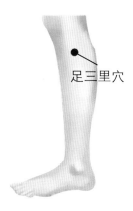

足三里穴

【定位】

位于小腿前外侧，当犊鼻下3寸，距胫骨前缘一横指（中指）。

【主治】

胃痛，呕吐，噎膈，腹胀，腹泻，痢疾，便秘；下肢痿痹；癫狂；乳痈，肠痈；虚劳诸证，为强壮保健要穴。

【功效】

调理脾胃，补中益气，通经活络，疏风化湿，扶正祛邪。

日常保健

» 按摩

每天用大拇指或中指按压足三里穴一次，每次按压1～3分钟，每分钟按压15～20次，长期坚持，具有治疗便秘、慢性胃肠病，调理胃脏的功能等。

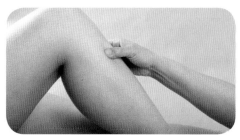

» 艾灸

每周用艾条温和灸灸足三里穴1～2次，每次灸15～20分钟。坚持2～3个月，能增强体力，解除疲劳，强壮神经，可治疗脾虚型便秘。

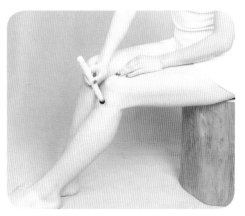

【配伍】

» 足三里+曲池+丰隆

曲池清热解表；丰隆沉降胃浊。三穴配伍，有健脾化痰的作用，适宜便秘伴有消化不良、呕吐的患者。

气海穴

理气导滞通便

气海穴是任脉常用腧穴之一，穴居脐下，为先天元气之海。本穴是防病强身之要穴之一，有培补元气、益肾固精、补益回阳、延年益寿之功效。本穴还是先天元气之海，善于理气导滞，常用于调理胃肠气机，疏导胃肠积滞，治疗便秘。

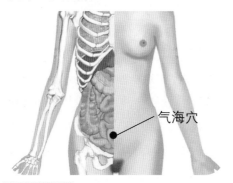

气海穴

【定位】

位于下腹部，前正中线上，当脐中下1.5寸。

【主治】

虚脱，形体羸瘦，乏力等气虚证；水谷不化，绕脐疼痛，腹泻，痢疾，便秘；小便不利，遗尿；遗精，阳痿，疝气；月经不调，痛经，经闭，崩漏，带下，阴挺，产后恶露不止，胞衣不下。

【功效】

温阳益气，扶正固本，培元补虚。

【日常保健】

» 按摩

用拇指指腹按压气海穴约30秒，然后按顺时针方向按揉约2分钟，以局部出现酸、麻、胀感觉为佳。长期坚持，可改善过度减肥引起的四肢无力、大便不通等症状。

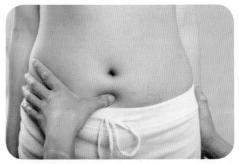

» 艾灸

每天温和灸灸气海穴10～20分钟，长期坚持，可治疗便秘兼腹部疼痛等症状。

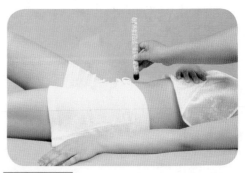

【配伍】

» 气海+足三里+脾俞+天枢

足三里燥化脾湿；脾俞利湿升清；天枢调理胃肠。四穴配伍，适宜便秘伴有腹胀、腹痛的患者。

上巨虚穴

·—·❸·增强大肠传导功能

上巨虚穴属足阳明胃经，大肠之下合穴。中医有"和治内腑"之说，故本穴可以调和肠胃，增强大肠传导功能，治疗便秘。

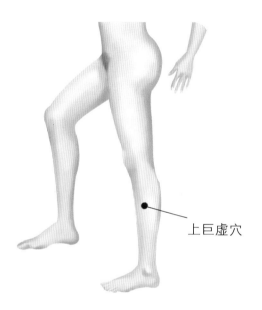

上巨虚穴

» 按摩

用拇指指腹按揉上巨虚穴约2分钟，以局部出现酸、麻、胀感觉为佳。每天坚持，能够治疗便秘、膝胫酸痛等。

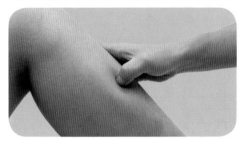

» 艾灸

手执艾条以点燃的一端对准施灸部位，距离皮肤1.5～3厘米施灸，以感到施灸处温热、舒适为度。每日灸1次，每次灸10分钟左右，灸至皮肤产生红晕为止。可治疗便秘、阑尾炎、胃肠炎、下肢痿痹等病症。

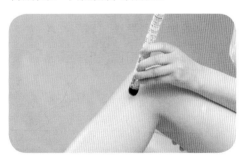

【定位】

位于小腿前外侧，当犊鼻下6寸，距胫骨前缘一横指（中指）。

【主治】

便秘，急性细菌性痢疾，急性肠炎；单纯性阑尾炎。

【功效】

调和肠胃，通经活络。

【配伍】

» 上巨虚+足三里+脾俞+胃俞

足三里燥化脾湿；脾俞健脾和胃、利湿升清；胃俞和胃降逆、健脾助运。四穴配伍，适宜便秘伴有肠胃不适的患者。

关元穴

培元固本，增强胃肠功能

关元穴属任脉，是小肠的募穴。本穴为血液循环的强壮刺激点，又为先天气海，元阴元阳在此交会，古今都作为保健的养生要穴，它具有补肾壮阳、理气和血的功效，能够增强胃肠功能，治疗元气虚损的胃肠病证（阳虚便秘，气虚便秘等）、妇科病症和下焦病症等效果显著。

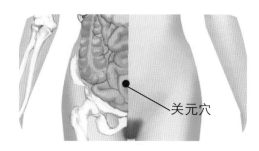

关元穴

【定位】

位于下腹部，前正中线上，当脐中下3寸。

【主治】

中风脱证，虚劳冷惫，羸瘦；少腹疼痛，疝气；腹泻，痢疾，脱肛，便血；五淋，尿血，尿闭，尿频；遗精，阳痿，早泄，白浊；月经不调，痛经，经闭，崩漏，带下，阴挺，恶露不尽，胞衣不下。

【功效】

补肾培元，温阳固脱。

日常保健

» 按摩

用拇指指腹按揉关元穴100～200次，不可以过度用力，按揉时只要局部有酸胀感即可。长期坚持，可治疗便秘、腹泻、腹痛、消化不良等病症。

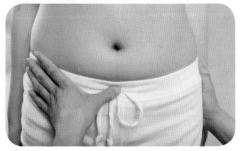

» 艾灸

艾炷灸或温针灸5～7壮；艾条灸10～15分钟。可治疗便秘、腹痛等病症。

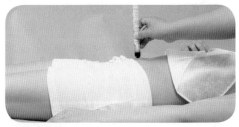

【配伍】

» 关元+足三里+脾俞

足三里调理脾胃；脾俞祛湿止泻。三穴配伍，适宜便秘伴有呕吐的患者。

» 关元+内关+中脘

内关理气止痛；中脘和胃健脾。三穴配伍，适宜便秘伴有呕吐、失眠的患者。

神阙穴

温补下焦治冷秘

神阙穴属任脉，当元神之门户，故有回阳救逆、开窍苏厥之功效。加之穴位于腹之中部，下焦之枢纽，又邻近胃与大小肠，所以该穴还能健脾胃、理肠。本穴善于温补下焦，除治中风脱症，厥逆之痰外，还可用治冷秘、腹痛、脱肛等症（一般不针）。

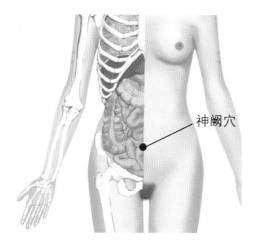

神阙穴

【定位】

位于腹中部，脐中央。

【主治】

泻痢，绕脐腹痛，肠炎，痢疾，脱肛；五淋；中风脱证，尸厥，角弓反张，风痫；水肿鼓胀；妇人血冷不受胎，产后尿潴留。

【功效】

培元固本，回阳救脱，和胃理肠。

日常保健

» 按摩

用手掌按揉神阙穴 2～3 分钟，力度适中，长期坚持，可改善便秘、虚胖、四肢冰冷等症。

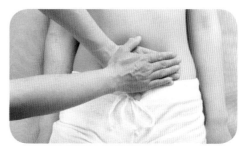

» 艾灸

用点燃的艾条对准肚脐，距被按摩者能感到温热为合适，持续 2～3 分钟；或在肚脐上放一片厚 3 毫米的生姜片，然后再灸，可治疗腹痛、便秘、排尿不利、肥胖等症。

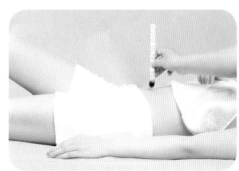

【配伍】

» 神阙+百会+膀胱俞

百会提神醒脑；膀胱俞清热、利尿、通便。三穴配伍，有通经行气的作用，适宜便秘伴有脱肛的患者。

内庭穴

·清泻胃火化积滞

内庭穴在足背第2、第3趾间缝纹端，趾缝如门，喻穴在纳入门庭之处，故名内庭。属足阳明胃经经脉的穴道，为胃经之荥穴，具有清胃泻火、通肠化滞、理气止痛的作用，能清泄邪热。胃火过旺，灼伤津液，肠胃津液不足，肠道失润，则大便干结难排。刺激内庭穴可泻胃火、化积滞，有效缓解热性便秘。

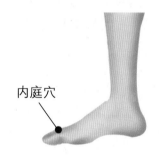

内庭穴

【定位】

位于足背当第2、第3跖骨结合部前方凹陷处。

【主治】

齿痛，咽喉肿痛，鼻衄；热病；吐酸，腹泻，痢疾，便秘；足背肿痛，跖趾关节痛。

【功效】

清胃热，化积滞。

日常保健

» 按摩

用一侧拇指的指端按住此穴，稍用力按压，以酸胀感为宜，每侧1分钟，共2分钟。长期坚持，可清泻邪热、消积化滞，可治疗便秘、高血脂、头痛、头晕等。

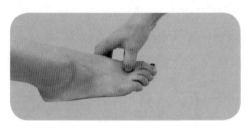

» 艾灸

宜采用温和灸。每日灸1次，每次灸5～15分钟，5次为一个疗程。可有效缓解便秘、泄泻、腹胀、高血压病、头晕头痛等病症。

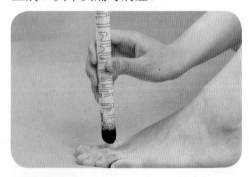

【配伍】

» 内庭+合谷

合谷调理肠胃、宽中理气。两穴配伍，具有清泻胃火的作用，适宜便秘伴有胃火牙痛、头面肿痛的患者。

支沟穴

宣泄三焦之火以通便

支沟穴是手少阳三焦经的常用腧穴之一，为三焦经之经穴，名意指三焦经气血在此吸热扩散。便秘多因大肠的传导功能失常所致，并与脾胃及肾脏有关。刺激该穴能宣通三焦气机，通调水道，使三焦腑气得通。当肠腑自调，便秘得愈。

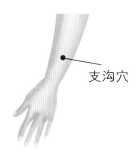

支沟穴

【定位】

位于前臂背侧，当阳池穴与肘尖的连线上，腕背横纹上 3 寸。

【主治】

头痛，耳鸣，耳聋，中耳炎；目赤，目痛，暴暗，咽肿，热病，瘰疬；咳引胁痛，胸膈满闷，卒心痛，逆气；便秘，呕吐，泄泻；经闭，产后血晕，乳汁不足；胁肋痛，肩臂腰背酸痛，落枕，手指震颤，腕臂无力；缠腰火丹，丹毒。

【功效】

疏利三焦，聪耳利胁。

【日常保健】

» 按摩

用一侧拇指指腹按住支沟穴，轻轻揉动，以酸胀感为宜，每侧 1 分钟，共 2 分钟，治疗便秘。

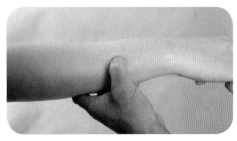

» 艾灸

宜采用温和灸。每日灸 1 次，每次灸 5 ～ 15 分钟，5 次为一个疗程。可有效缓解便秘、腹泻、腹痛等病症。

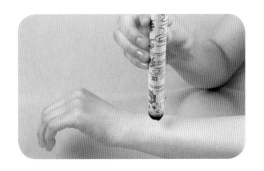

【配伍】

» 支沟+照海

照海吸热生气。两穴配伍，主治大便秘结。

» 支沟+足三里+天枢

足三里调理脾胃；天枢疏调肠腑、理气行滞。三穴配伍，主治习惯性便秘。

第五章

自然疗法——全面调理不同证型的便秘

肠胃积热型便秘

肠胃积热型便秘是肠胃积热而导致的便秘，多表现为大便干结，小便短赤，面红心烦或口干、口臭，腹满胀痛。舌质红，苔黄或燥，脉滑实。此型患者应忌食辛辣厚味，因为此类食物多能"助火邪""耗真阴"，使津液亏少，大便燥结。辛辣厚味食物有辣椒、姜、羊肉、狗肉、鸡、鱼、酒等，热秘患者均应少吃。此类患者宜多用清凉润滑之物，因为凉能清热，润能通肠，热清肠润则大便通畅。热秘患者吃苹果、梨、黄瓜、苦瓜、白萝卜、芹菜、莴苣等都较相宜。推荐蜜甘蔗汁：蜂蜜、甘蔗汁各1杯，拌匀，每天早晚空腹饮。

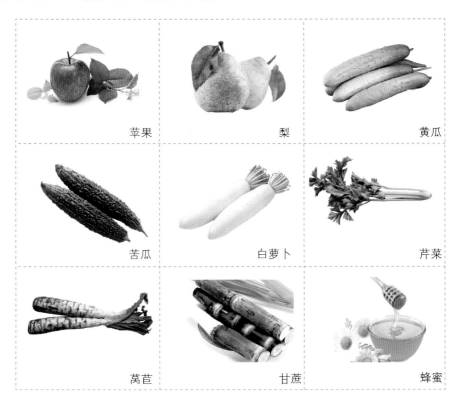

苹果	梨	黄瓜
苦瓜	白萝卜	芹菜
莴苣	甘蔗	蜂蜜

按摩疗法

按揉大肠俞穴

【定位】位于腰部，当第4腰椎棘突下，后正中线旁开1.5寸。

【按摩】用拇指指腹按揉大肠俞穴约1分钟，以局部出现酸、麻、胀感觉为佳。

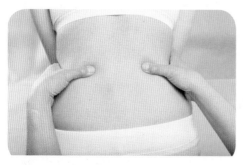

按揉气海穴

【定位】位于下腹部，前正中线上，当脐中下1.5寸。

【按摩】被按摩者仰卧，按摩者用拇指指腹按压气海穴约30秒，然后按顺时针方向按揉约2分钟，以局部出现酸、麻、胀感觉为佳。

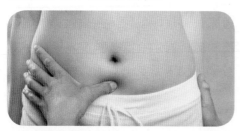

按揉支沟穴

【定位】位于前臂背侧，当阳池与肘尖的连线上，腕背横纹上3寸。

【按摩】用拇指指腹按压支沟穴约30秒，然后按顺时针方向按揉约2分钟，以局部出现酸、麻、胀感觉为佳。

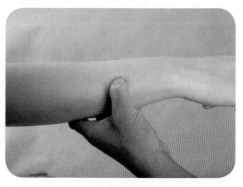

揉按上巨虚穴

【定位】位于小腿前外侧，当犊鼻下6寸，距胫骨前缘1横指（中指）。

【按摩】用拇指指腹按压上巨虚穴约30秒，然后按顺时针方向按揉约2分钟，以局部出现酸、麻、胀感觉为佳。

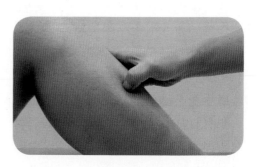

专家解析

大肠俞疏调肠腑，理气化滞；气海补气理气，益肾固精；支沟清理三焦，通腑降逆；上巨虚调和肠胃，通经活络。四穴配伍，可泻热导滞，对肠胃积热型便秘有很好的疗效。

刮拭大肠俞穴

【定位】位于腰部，当第 4 腰椎棘突下，后正中线旁开 1.5 寸。

【刮拭】用面刮法刮拭背部大肠俞穴，力度轻柔，以出痧为度，不可逆刮。

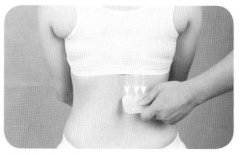

刮拭支沟穴

【定位】位于前臂背侧，当阳池与肘尖的连线上，腕背横纹上 3 寸，尺骨与桡骨之间。

【刮拭】用面刮法从上向下刮拭上肢支沟穴 3～5 分钟，以潮红、出痧为度。

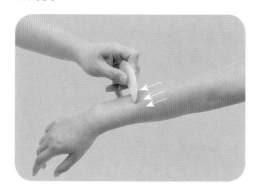

刮拭曲池穴

【定位】位于肘横纹外侧端，屈肘时当尺泽与肱骨外上髁连线中。

【刮拭】以面刮法刮拭上肢肘部曲池穴，以出痧为度。

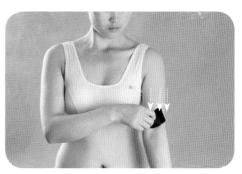

刮拭内庭穴

【定位】位于足背，当第 2、第 3 趾骨结合部前方凹陷处。

【刮拭】以垂直按揉法按揉内庭穴，力度适中，以出痧为度。

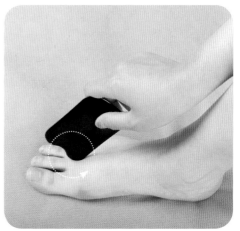

专家解析

　　大肠俞理气化滞；支沟通腑降逆；曲池清热和营；内庭清胃泻火。

刮拭足三里穴

【定位】位于小腿前外侧，当犊鼻下3寸，距胫骨前缘1横指（中指）。

【刮拭】用面板法从上向下刮拭足三里穴，力度适中，以局部皮肤潮红出痧为度。

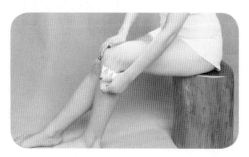

刮拭三阴交穴

【定位】位于小腿内侧，当足内踝尖上3寸，胫骨内侧缘后方。

【刮拭】以面刮法从上向下刮拭下肢三阴交穴，力度适中，以出痧为度。

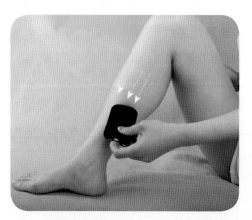

刮拭胃俞穴

【定位】位于背部，当第12胸椎棘突下，旁开1.5寸。

【刮拭】以面刮法刮拭胃俞穴，力度适中，以潮红出痧为度。

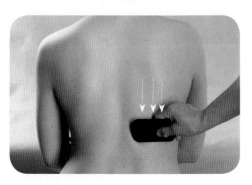

刮拭合谷穴

【定位】位于第1、第2掌骨间，当第2掌骨桡侧的中点处。

【刮拭】用平面按揉法按揉手背合谷穴力度适中，以潮红为宜。

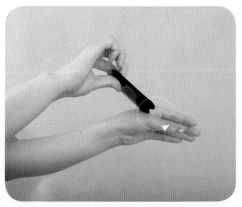

专家解析

足三里健脾和胃；三阴交健脾理血；胃俞和胃消积；合谷通调肠胃。肠胃积热型便秘患者使用以上刮痧疗法可清热消积、健脾益胃，缓解大便干结难解、腹胀、消化不良等病症。

拔罐疗法

拔罐脾俞穴

【定位】位于背部，当第 11 胸椎棘突下，旁开 1.5 寸。

【拔罐】把罐吸拔在脾俞穴上，留罐 10～15 分钟，拔至皮肤潮红为止。

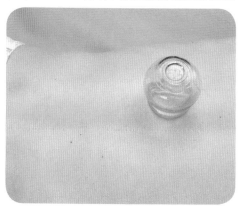

拔罐大肠俞穴

【定位】位于腰部，当第 4 腰椎棘突下，后正中线旁开 1.5 寸。

【拔罐】把罐吸拔在大肠俞穴上，留罐 10～15 分钟，拔至皮肤潮红为止。

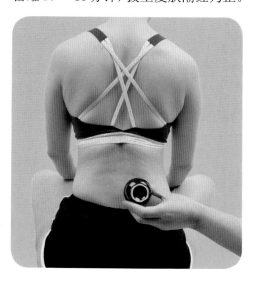

拔罐天枢穴

【定位】位于腹部，横平脐中，前正中线旁开 2 寸。

【拔罐】将罐吸拔在天枢穴上，留罐 10 分钟左右，拔至皮肤潮红为止。

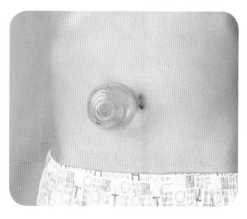

拔罐胃俞穴

【定位】位于背部，当第 12 胸椎棘突下，旁开 1.5 寸。

【拔罐】把罐吸拔在胃俞穴上，留罐 10 分钟左右，拔至皮肤潮红为止。

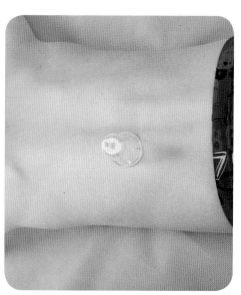

拔罐合谷穴

【定位】位于手背，当第1、第2掌骨间，当第2掌骨桡侧的中点处。

【拔罐】把罐吸拔在穴位上，留罐10～20分钟，至皮肤出现瘀血再起罐。

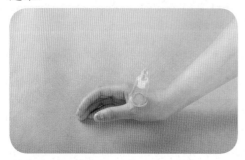

拔罐中脘穴

【定位】位于上腹部，前正中线上，当脐中上4寸。

【拔罐】先把罐吸拔在中脘穴上，然后反复闪罐20次左右，以皮肤潮红发紫出现瘀点为止。

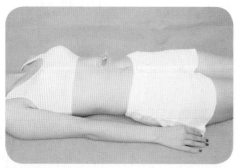

拔罐内庭穴

【定位】位于足背，当第2、第3趾间，趾蹼缘后方赤白肉际处。

【拔罐】用三棱针点刺内庭穴，以微微出血为度，把罐吸拔在内庭穴上，留罐10分钟。

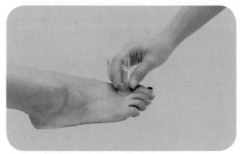

拔罐曲池穴

【定位】位于肘横纹的外侧端，屈肘时当尺泽与肱骨外上髁连线中。

【拔罐】把罐吸拔在曲池穴位上，留罐10分钟，拔至皮肤潮红为止。

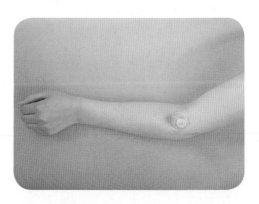

专家解析

脾俞健脾和胃；大肠俞理气化滞；天枢理气健脾；胃俞和胃消积；合谷通调肠胃；中脘理气和胃；内庭清胃泻火；曲池清热和营。肠胃积热型便秘患者使用以上拔罐疗法可清热泻火、通便导滞，缓解大便干结难解、腹痛、腹胀、口干等病症。

气机郁滞型便秘

气机郁滞型便秘，是气停滞不行而导致的便秘，多表现为排大便困难，欲便不得，嗳气频作，胁腹痞闷，甚则胀痛，大便或干或不干，舌质淡，苔薄白，脉弦。此型患者应忌收敛固涩之品，因为收敛易使气滞不畅，固涩能加重便秘，如白果、莲子、芡实、栗子、石榴等皆应少用。而宜用能行气软坚润肠之物，气行则腑气通，肠润则大便畅，如橘子、香蕉、海带、竹笋等可适当多用。《食医金鉴》中郁李仁粥，适于气秘者，颇有效验。可用郁李仁 10 ～ 15 克，粳米 100 克，将郁李仁捣碎，同粳米煮粥，代早餐服食。

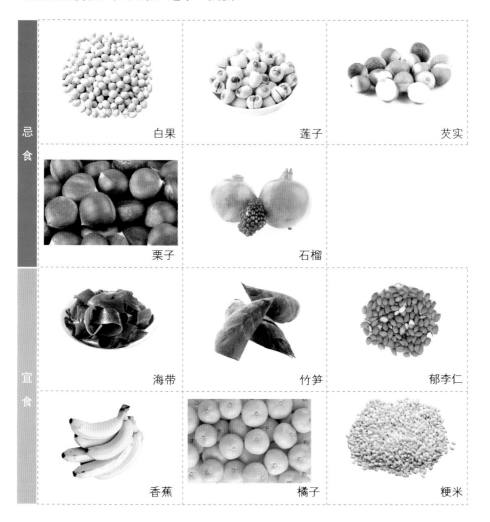

忌食	白果	莲子	芡实
	栗子	石榴	
宜食	海带	竹笋	郁李仁
	香蕉	橘子	粳米

按摩疗法

按揉大肠俞穴

【定位】位于腰部，当第 4 腰椎棘突下，后正中线旁开 1.5 寸。

【按摩】用拇指指腹按揉大肠俞穴约 1 分钟，以局部出现酸、麻、胀感觉为佳。

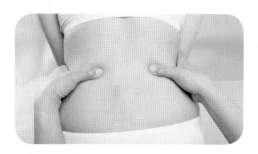

按揉中脘穴

【定位】位于上腹部，前正中线上，当脐中上 4 寸。

【按摩】用中指指腹按压中脘穴约 30 秒，然后按顺时针方向按揉约 2 分钟，以局部出现酸、麻、胀感觉为佳。

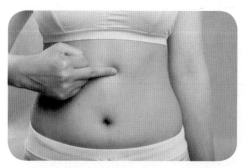

按揉太冲穴

【定位】位于足背侧，当第 1 跖骨间隙的后方凹陷处。

【按摩】用拇指指腹按揉此穴 1～2 分钟，以局部出现酸、麻、胀感觉为佳。

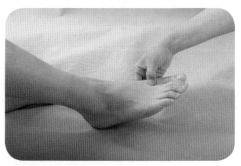

按揉气海穴

【定位】位于下腹部，前正中线上，当脐中下 1.5 寸。

【按摩】用拇指指腹按压气海穴约 30 秒，然后按顺时针方向按揉约 2 分钟，以局部出现酸、麻、胀感觉为佳。

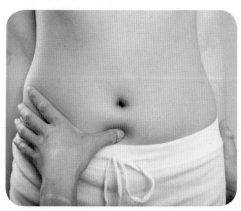

专家解析

大肠俞通调肠腑，理气化滞；中脘理气和胃，降逆利水；太冲平肝泄热，疏肝解郁；气海补气理气，益肾固精。四穴配伍，有顺气导滞的作用，对气机郁滞型便秘有很好的疗效。

艾灸疗法

灸大肠俞穴

【定位】位于腰部，当第 4 腰椎棘突下，后正中线旁开 1.5 寸。

【艾灸】艾条温和灸，每日灸 1 次，每次灸 10 ～ 20 分钟，灸至皮肤产生红晕为止。

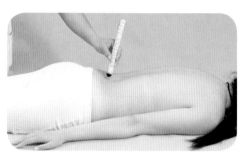

灸太冲穴

【定位】位于足背侧，当第 1 跖骨间隙的后方凹陷处。

【艾灸】艾条温和灸，每日灸 1 次，每次灸 10 ～ 20 分钟，灸到皮肤产生红晕为止。

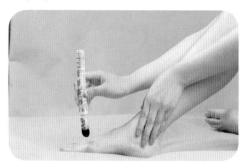

灸支沟穴

【定位】位于前臂背侧，当阳池穴与肘尖的连线上，腕背横纹上 3 寸。

【艾灸】艾条温和灸，每日灸 1 次，每次灸 10 ～ 20 分钟，灸到皮肤产生红晕为止。

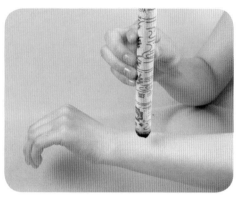

灸天枢穴

【定位】位于腹部，横平脐中，前正中线旁开 2 寸。

【艾灸】艾条温和灸，每日灸 1 次，每次灸 10 ～ 20 分钟，灸到皮肤产生红晕为止。

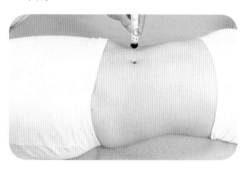

专家解析

大肠俞通调肠腑，理气化滞；太冲平肝泄热，疏肝解郁；支沟清理三焦，通腑降逆；天枢理气健脾。四穴配伍，有顺气导滞的作用，对气机郁滞型便秘有很好的疗效。

刮痧疗法

刮拭大肠俞穴

【定位】位于腰部，当第4腰椎棘突下，后正中线旁开1.5寸。

【刮拭】用面刮法刮拭背部大肠俞穴，力度轻柔，以出痧为度，不可逆刮。

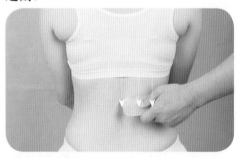

刮拭脾俞穴

【定位】位于背部，当第11胸椎棘突下，旁开1.5寸。

【刮拭】以面刮法刮拭脾俞穴，以皮肤出痧为度。

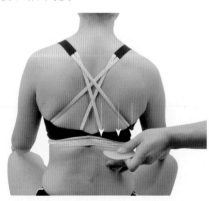

刮拭胃俞穴

【定位】位于背部，当第12胸椎棘突下，旁开1.5寸。

【刮拭】以面刮法刮拭胃俞穴，力度适中，以潮红出痧为度。

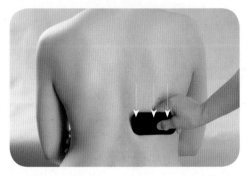

刮拭天枢穴

【定位】位于腹部，横平脐中，前正中线旁开2寸。

【刮拭】以面刮法从上向下刮拭腹部天枢穴，可不出痧。

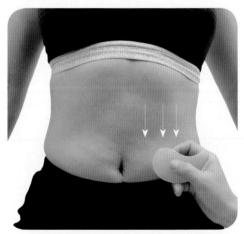

专家解析

　　大肠俞理气化滞；脾俞健脾和胃；胃俞和胃消积；天枢通调肠腑。四穴配伍，有顺气导滞的作用，对气机郁滞型便秘有很好的疗效。

拔罐疗法

拔罐大肠俞穴

【定位】位于腰部，当第 4 腰椎棘突下，后正中线旁开 1.5 寸。

【拔罐】把罐吸拔在大肠俞穴上，留罐 10 ～ 15 分钟，拔至皮肤潮红为止。

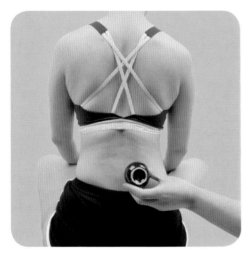

拔罐脾俞穴

【定位】位于背部，当第 11 胸椎棘突下，旁开 1.5 寸。

【拔罐】把罐吸拔在脾俞穴上，留罐 10 ～ 15 分钟，拔至皮肤潮红为止。

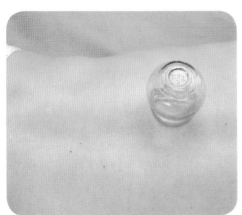

拔罐胃俞穴

【定位】位于背部，当第 12 胸椎棘突下，旁开 1.5 寸。

【拔罐】把罐吸拔在胃俞穴上，留罐 10 分钟左右，拔至皮肤潮红为止。

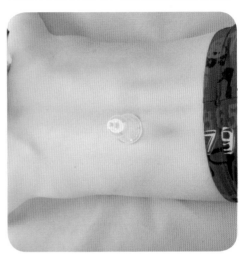

拔罐肝俞穴

【定位】位于背部，当第 9 胸椎棘突下，旁开 1.5 寸。

【拔罐】把罐吸拔在肝俞穴上，以皮肤潮红发紫出现瘀点为止。

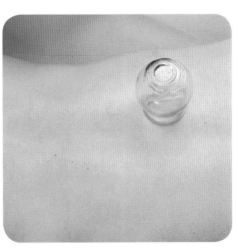

拔罐天枢穴

【定位】位于腹部，横平脐中，前正中线旁开2寸。

【拔罐】将罐吸拔在天枢穴上，留罐10分钟左右，拔至皮肤潮红为止。

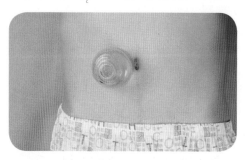

拔罐太冲穴

【定位】位于足背侧，当第1跖骨间隙的后方凹陷处。

【拔罐】把罐吸拔在太冲穴上，留罐10～15分钟。起罐后，要对穴位处皮肤进行消毒。

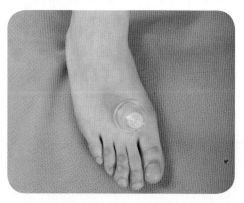

拔罐期门穴

【定位】位于第6肋间隙，正对着乳头。

【拔罐】将罐吸拔在期门穴上，留罐10～15分钟。

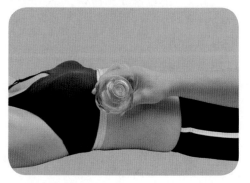

拔罐阴陵泉穴

【定位】位于小腿内侧，当胫骨内侧髁后下方凹陷处。

【拔罐】把罐吸拔在阴陵泉穴上，留罐10分钟，以局部皮肤有酸胀痛感为佳。

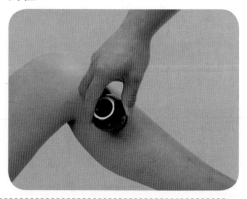

专家解析

大肠俞理气导滞；脾俞健脾和胃；胃俞和胃消积；肝俞疏肝理气；天枢理气化滞；太冲疏肝解郁；期门健脾疏肝；阴陵泉健脾理气。气机郁滞型便秘患者使用以上拔罐疗法可疏肝健脾、理气通便，缓解大便难解、腹胀、胸闷等病症。

阴寒积滞型便秘

症状：大便艰涩，腹痛拘急，胀满拒按，胁下偏痛，手足不温，呃逆呕吐，舌苔白腻，脉弦紧。

治法：温里散寒，通便导滞。

按摩疗法

按揉大肠俞穴

【定位】位于腰部，当第4腰椎棘突下，后正中线旁开1.5寸。

【按摩】用拇指指腹按揉大肠俞穴约1分钟，以局部出现酸、麻、胀感觉为佳。

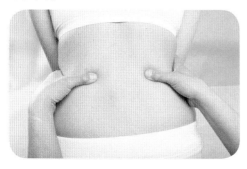

按揉脾俞穴

【定位】位于背部，当第11胸椎棘突下，旁开1.5寸。

【按摩】用两手拇指按在脾俞穴上，其余四指附着在肋骨上，按揉约2分钟。

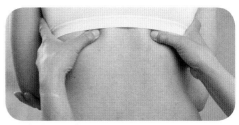

按揉胃俞穴

【定位】位于背部，当第12胸椎棘突下，旁开1.5寸。

【按摩】用双手拇指按压胃俞穴1分钟，再按顺时针方向按揉约1分钟，然后按逆时针方向按揉约1分钟，以局部出现酸、麻、胀感觉为佳。

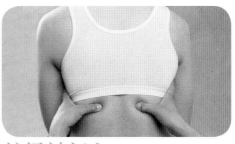

按揉神阙穴

【定位】位于腹中部，脐中央。

【按摩】用手掌按揉神阙穴2～3分钟，力度适中，以局部透热为度。

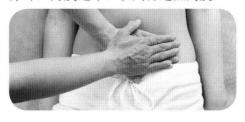

专家解析

大肠俞理气导滞，通调肠腑；脾俞健脾和胃，降逆利水；胃俞和胃消积，理中降逆；神阙温阳救逆，健运脾胃。四穴配伍，有温里散寒、通便导滞的作用，对阴寒积滞型便秘有很好的疗效。

刮痧疗法

刮拭大肠俞穴

【定位】位于腰部，当第4腰椎棘突下，后正中线旁开1.5寸。

【刮拭】用面刮法刮拭背部大肠俞穴，力度轻柔，以出痧为度，不可逆刮。

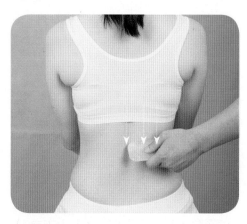

刮拭关元穴

【定位】位于下腹部，前正中线上，当脐中下3寸。

【刮拭】用面刮法从上向下刮拭关元穴，力度微重，以出痧为度。

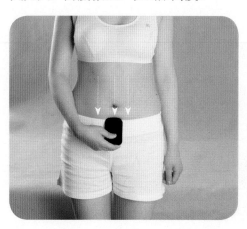

刮拭脾俞穴

【定位】位于背部，当第11胸椎棘突下，旁开1.5寸。

【刮拭】用面刮法刮拭脾俞穴，以皮肤出痧为度。

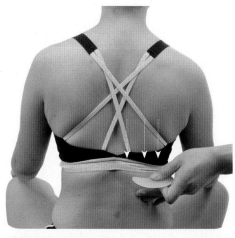

刮拭胃俞穴

【定位】位于背部，当第12胸椎棘突下，旁开1.5寸。

【刮拭】用面刮法刮拭胃俞穴，力度适中，以潮红出痧为度。

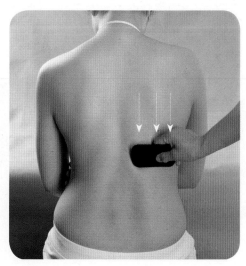

刮拭气海穴

【定位】位于下腹部，前正中线上，当脐中下1.5寸。

【刮拭】用面刮法刮拭腹部气海穴，力度由轻至重，以皮肤潮红发热为度。

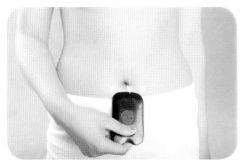

刮拭中脘穴

【定位】位于上腹部，前正中线上，当脐中上4寸。

【刮拭】用面刮法刮拭腹部中脘穴，可以用补法轻刮的方式来刮痧，直到出现痧痕为止。

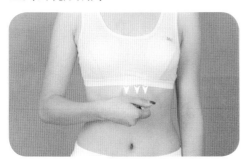

刮拭上巨虚穴

【定位】位于小腿前外侧，当犊鼻下6寸，距胫骨前缘1横指（中指）。

【刮拭】用面板法从上向下刮拭上巨虚穴，力度适中，以局部皮肤潮红出痧为度。

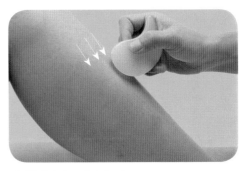

刮拭足三里穴

【定位】位于小腿前外侧，当犊鼻下3寸，距胫骨前缘1横指（中指）。

【刮拭】用面板法从上向下刮拭足三里穴，力度适中，以局部皮肤潮红出痧为度。

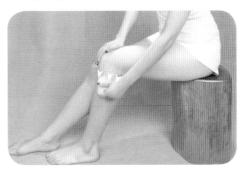

专家解析

　　大肠俞理气导滞；关元培补元气；脾俞健脾和胃；胃俞和胃消积；气海理气助阳；中脘理气和胃；上巨虚通肠化滞；足三里健脾益胃。阴寒积滞型便秘患者使用以上刮痧疗法可散寒止痛、通便导滞，缓解大便难解、小腹冷痛等病症。

艾灸疗法

灸中脘穴

【定位】位于上腹部，前正中线上，当脐中上4寸。

【艾灸】艾条温和灸，每日灸1次，每次灸3～15分钟，灸至皮肤产生红晕为止。

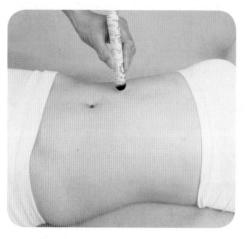

灸神阙穴

【定位】位于腹中部，脐中央。

【艾灸】艾条温和灸，每日灸1次，每次灸3～15分钟，灸至皮肤产生红晕为止。

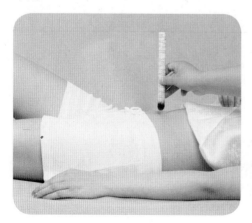

灸关元穴

【定位】位于下腹部，前正中线上，当脐中下3寸。

【艾灸】艾条温和灸，每日灸1次，每次灸3～15分钟，灸至皮肤产生红晕为止。

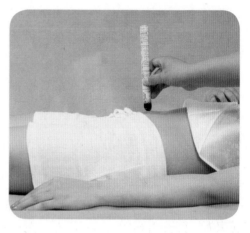

灸气海穴

【定位】位于下腹部，前正中线上，当脐中下1.5寸。

【艾灸】艾条温和灸，每日灸1次，每次灸3～15分钟，灸至皮肤产生红晕为止。

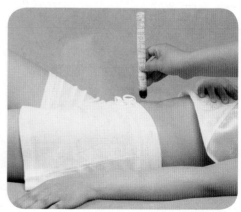

灸天枢穴

【定位】位于腹部，横平脐中，前正中线旁开2寸。

【艾灸】艾条温和灸，每日灸1次，每次灸3～15分钟，灸至皮肤产生红晕为止。

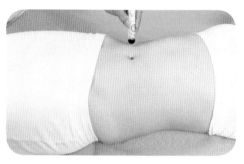

灸胃俞穴

【定位】位于背部，当第12胸椎棘突下，旁开1.5寸。

【艾灸】艾条温和灸，每日灸1次，每次灸3～15分钟，灸至皮肤产生红晕为止。

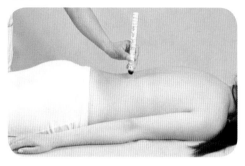

灸脾俞穴

【定位】位于背部，当第11胸椎棘突下，旁开1.5寸。

【艾灸】艾条温和灸，每日灸1次，每次灸3～15分钟，灸至皮肤产生红晕为止。

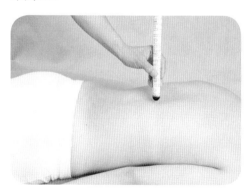

灸大肠俞穴

【定位】位于腰部，当第4腰椎棘突下，后正中线旁开1.5寸。

【艾灸】艾条温和灸，每日灸1次，每次灸3～15分钟，灸至皮肤产生红晕为止。

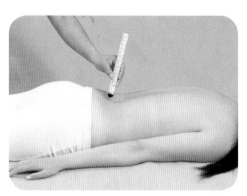

专家解析

中脘和胃健脾；神阙温阳健脾；关元补气回阳；气海利气散寒；天枢调中和胃；脾俞健脾和胃；胃俞和胃消积；大肠俞理气化滞。阴寒积滞型便秘患者使用以上艾灸疗法可温里散寒、通便止痛，缓解大便秘结、小腹冷痛等病症。

气虚型便秘

症状：粪质并不干硬，也有便意，但临厕排便困难，需努挣方出，挣得汗出短气，便后乏力，体质虚弱，面白神疲，肢倦懒言，舌淡苔白，脉弱。

治法：补气润肠，健脾升阳。

按摩疗法

按揉脾俞穴

【定位】位于背部，当第 11 胸椎棘突下，旁开 1.5 寸。

【按摩】用两手拇指按在脾俞穴上，其余四指附着在肋骨上，按揉约 2 分钟。

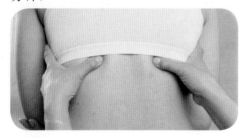

按揉关元穴

【定位】位于下腹部，前正中线上，当脐中下 3 寸。

【按摩】用拇指指腹轻轻点按关元穴约 2 分钟，以局部有温热的感觉并持续向腹部渗透为有效。

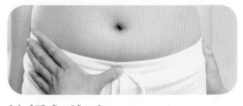

按揉气海穴

【定位】位于下腹部，前正中线上，当脐中下 1.5 寸。

【按摩】用拇指指腹按压气海穴约 30 秒，然后按顺时针方向按揉约 2 分钟，以局部出现酸、麻、胀感觉为佳。

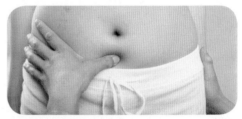

按揉胃俞穴

【定位】位于背部，当第 12 胸椎棘突下，旁开 1.5 寸。

【按摩】用双手拇指按压胃俞穴 1 分钟，再按顺时针方向按揉约 1 分钟，然后按逆时针方向按揉约 1 分钟，以局部出现酸、麻、胀感觉为佳。

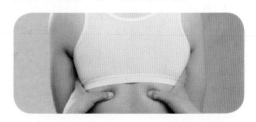

专家解析

脾俞健脾和胃，益气利水；关元培补元气，清热利湿；气海补气理气，益肾固精；胃俞和胃消积，健脾降逆。四穴配伍，有补气润肠、健脾升阳的作用，对气虚型便秘有很好的疗效。

刮痧疗法

刮拭大肠俞穴

【定位】位于腰部，当第4腰椎棘突下，后正中线旁开1.5寸。

【刮拭】用面刮法刮拭背部大肠俞穴，力度轻柔，以出痧为度，不可逆刮。

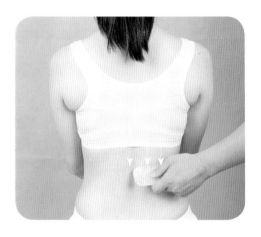

刮拭脾俞穴

【定位】位于背部，当第11胸椎棘突下，旁开1.5寸。

【刮拭】用面刮法刮拭脾俞穴，以皮肤出痧为度。

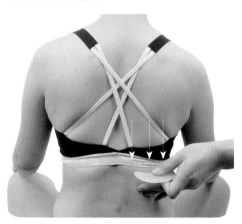

刮拭胃俞穴

【定位】位于背部，当第12胸椎棘突下，旁开1.5寸。

【刮拭】用面刮法刮拭胃俞穴，力度适中，以潮红出痧为度。

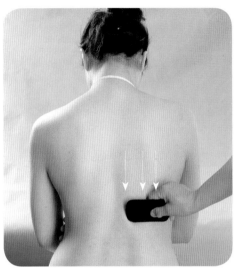

刮拭关元穴

【定位】位于下腹部，前正中线上，当脐中下3寸。

【刮拭】用面刮法从上向下刮拭关元穴，力度微重，以出痧为度。

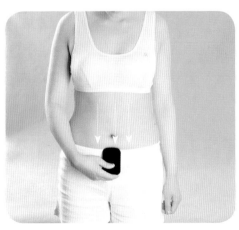

刮拭气海穴

【定位】位于下腹部，前正中线上，当脐中下 1.5 寸。

【刮拭】用面刮法刮拭气海穴，力度由轻至重，以皮肤潮红发热为度。

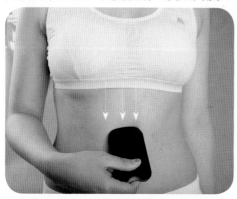

刮拭足三里穴

【定位】位于小腿前外侧，当犊鼻下 3 寸，距胫骨前缘 1 横指（中指）。

【刮拭】用面刮法从上向下刮拭足三里穴，力度适中，以局部皮肤潮红出痧为度。

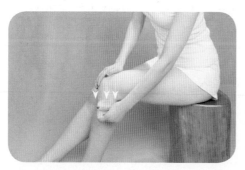

刮拭血海穴

【定位】位于大腿内侧，髌底内侧端上 2 寸，当股四头肌内侧头的隆起处。

【刮拭】用面刮法从上向下刮拭血海穴，以局部皮肤发红或出痧为度。

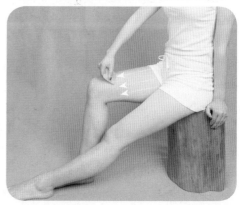

刮拭天枢穴

【定位】位于腹部，横平脐中，前正中线旁开 2 寸。

【刮拭】用面刮法从上向下刮拭腹部天枢穴，可不出痧。

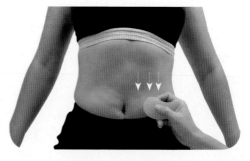

专家解析

大肠俞理气化滞；脾俞健脾益气；胃俞和胃消积；关元培补元气；气海补气理气；足三里理脾胃、调气血；血海健脾化湿；天枢理气健脾。气虚型便秘患者使用以上刮痧疗法可健脾和胃、补气理气，缓解大便秘结或虽有便意却无力排出，便后乏力等病症。

灸大肠俞穴

【定位】位于腰部，当第4腰椎棘突下，后正中线旁开1.5寸。

【艾灸】艾条温和灸，每日灸1次，每次灸10～20分钟，灸至皮肤产生红晕为止。

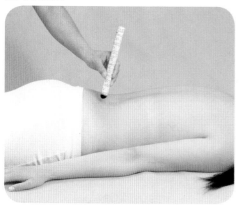

灸足三里穴

【定位】位于外膝眼下3寸，距胫骨前嵴1横指，当胫骨前肌上。

【艾灸】艾条温和灸，每日灸1次，每次灸10～20分钟，灸至皮肤产生红晕为止。

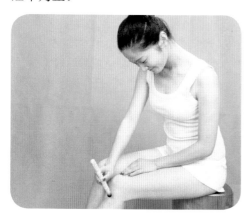

灸关元穴

【定位】位于下腹部，前正中线上，当脐中下3寸。

【艾灸】艾条温和灸，每日灸1次，每次灸10～15分钟，灸至皮肤产生红晕为止。

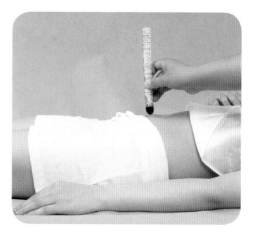

灸气海穴

【定位】位于下腹部，前正中线上，当脐中下1.5寸。

【艾灸】艾条温和灸，每日灸1次，每次灸10～15分钟，灸至皮肤产生红晕为止。

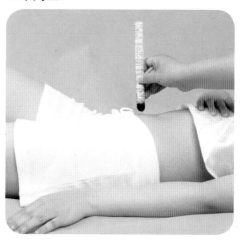

灸神阙穴

【定位】位于腹中部，脐中央。

【艾灸】艾条温和灸，每日灸1次，每次灸10～15分钟，灸至皮肤产生红晕为止。

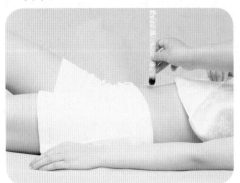

灸脾俞穴

【定位】位于背部，当第11胸椎棘突下，旁开1.5寸。

【艾灸】艾条温和灸，每日灸1次，每次灸10～15分钟，灸至皮肤产生红晕为止。

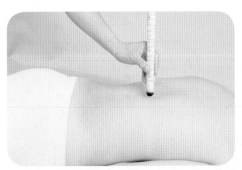

灸血海穴

【定位】位于大腿内侧，髌底内侧端上2寸，当股四头肌内侧头的隆起处。

【艾灸】艾条温和灸，每日灸1次，每次灸20分钟左右，灸至皮肤产生红晕为止。

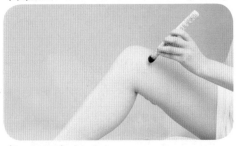

灸上巨虚穴

【定位】位于小腿前外侧，当犊鼻下6寸，距胫骨前缘1横指（中指）。

【艾灸】艾条温和灸，每日灸1次，每次灸10～15分钟，灸至皮肤产生红晕为止。

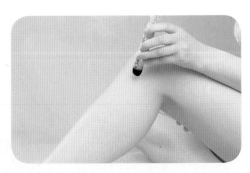

专家解析

　　大肠俞理气化滞；足三里理脾胃、调气血；关元培补元气；气海补气理气；神阙健运脾胃；脾俞健脾益气；血海健脾化湿；上巨虚理气和胃。气虚型便秘患者使用以上艾灸疗法可补气理气、通便导滞，缓解大便干结，便后气短、乏力等病症。

血虚型便秘

血虚型便秘是指血虚伴有便秘的症状。症见大便干结，排出困难，面色无华，心悸气短，健忘，口唇色淡，脉细。中医认为，血虚证多见于肝、心疾患。因此，补血养肝和补血养心应为血虚患者的主要滋补方法。但是，气虚可导致生血不足，所以在补血的同时应予补气，方可奏效。在食物中应选择具有通便作用的，还应忌食油腻厚味之物。常用的补血类食物有胡萝卜、桂圆、葡萄、红枣、菠菜、榛子、花生、黄豆、猪心、猪肝、牛肝、牛肉、羊肉、羊肝、羊胫骨和脊骨、鸡肝、牛筋、鹿肉、母鸡肉、鸡蛋黄、活鱼、羊奶、火腿、黄鳝、鲨鱼肉、枸杞子叶、红糖、蜂蜜、莲子、小麦等。补血类食物常与补血、补气、补心类药物配成药膳，以增补血功能。这些药物主要有熟地黄、当归、阿胶、何首乌、白芍、枸杞子、鸡血藤、柏子仁、甘草、五味子、黄芪、人参、党参等。推荐何首乌粥，具体做法：红枣3～5枚，何首乌30～60克，粳米100克，红糖或冰糖适量。先将何首乌放入砂锅内煎煮后去渣取汁，同粳米、红枣同入砂锅内煮粥，粥熟时，放入红糖或冰糖调味，再煮1～2分钟即可。每天1～2次。适用于血虚便秘者。桑椹子粥，具体做法：桑椹子50克，大米100克，红糖适量。先把桑椹子和大米洗净后共入砂锅煮粥，粥熟时加入红糖。每天早晚服用。尤其适用于产后血虚型便秘者。

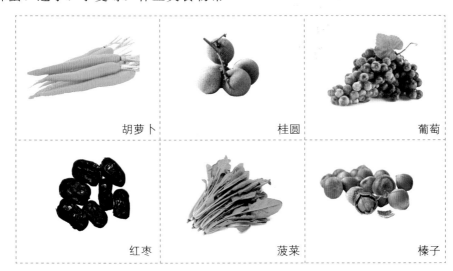

胡萝卜	桂圆	葡萄
红枣	菠菜	榛子

按摩疗法

按揉大肠俞穴

【定位】位于腰部，当第4腰椎棘突下，后正中线旁开1.5寸。

【按摩】用拇指指腹按揉大肠俞穴约1分钟，以局部出现酸、麻、胀感觉为佳。

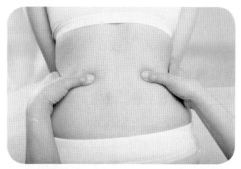

按揉脾俞穴

【定位】位于背部，当第11胸椎棘突下，旁开1.5寸。

【按摩】用两手拇指按在脾俞穴上，其余四指附着在肋骨上，按揉约2分钟。

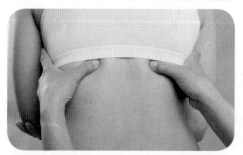

按揉胃俞穴

【定位】位于背部，当第12胸椎棘突下，旁开1.5寸。

【按摩】用双手拇指按压胃俞穴1分钟，再按顺时针方向按揉约1分钟，然后按逆时针方向按揉约1分钟，以局部出现酸、麻、胀感觉为佳。

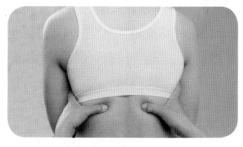

按揉足三里穴

【定位】位于小腿前外侧，当犊鼻下3寸，距胫骨前缘一横指（中指）。

【按摩】用拇指按顺时针方向按揉足三里穴约2分钟，然后按逆时针方向按揉约2分钟，以局部出现酸、麻、胀感觉为佳。

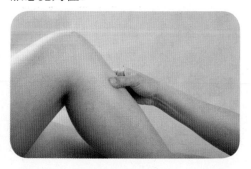

专家解析

大肠俞通调肠腑，理气化滞；脾俞健脾和胃，理气统血；胃俞和胃消积，理中降逆；足三里理脾胃，调气血。四穴配伍，有养血润肠的作用，对血虚型便秘有很好的疗效。

刮痧疗法

刮拭足三里

【定位】位于小腿前外侧，当犊鼻下3寸，距胫骨前缘1横指（中指）。

【刮拭】用面刮法从上向下刮拭足三里穴，力度适中，以局部皮肤潮红出痧为度。

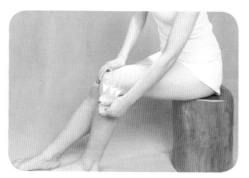

刮拭血海穴

【定位】位于大腿内侧，髌底内侧端上2寸，当股四头肌内侧头的隆起处。

【刮拭】用面刮法从上向下刮拭血海穴，以局部皮肤发红发热或出痧为度。

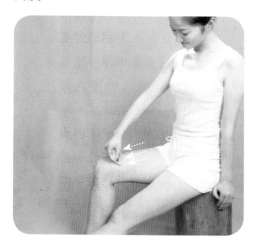

刮拭三阴交穴

【定位】位于小腿内侧，当足内踝尖上3寸，胫骨内侧缘后方。

【刮拭】用面刮法从上向下刮拭下肢三阴交穴，力度适中，以出痧为度。

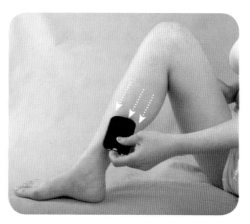

刮拭照海穴

【定位】位于足内侧，内踝尖下方凹陷处。

【刮拭】用平面按揉法刮拭照海穴，至皮肤发红、出痧为止。

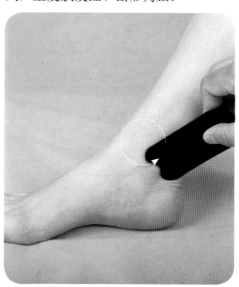

刮拭关元穴

【定位】位于下腹部，前正中线上，当脐中下 3 寸。

【刮拭】用面刮法从上向下刮拭关元穴，力度微重，以出痧为度。

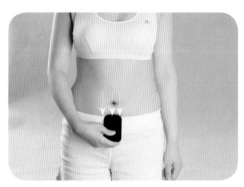

刮拭脾俞穴

【定位】位于背部，当第 11 胸椎棘突下，旁开 1.5 寸。

【刮拭】用面刮法刮拭脾俞穴，以皮肤出痧为度。

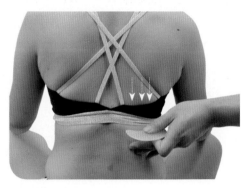

刮拭气海穴

【定位】位于下腹部，前正中线上，当脐中下 1.5 寸。

【刮拭】用面刮法刮拭气海穴，力度由轻至重，以皮肤潮红发热为度。

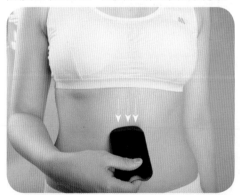

刮拭胃俞穴

【定位】位于背部，当第 12 胸椎棘突下，旁开 1.5 寸。

【刮拭】用面刮法刮拭胃俞穴，力度适中，以潮红出痧为度。

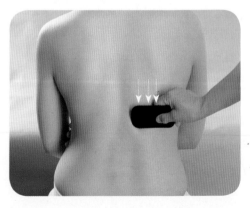

专家解析

足三里调气血，健脾胃；血海调经统血；三阴交健脾理血；照海调经止痛；关元培补元气；气海益气调经；脾俞健脾统血；胃俞和胃消积。血虚型便秘患者使用以上刮痧疗法可理血养血、润肠通便，缓解大便干结、腹痛、腹胀面色萎黄等病症。

艾灸疗法

灸脾俞穴

【定位】位于背部，当第 11 胸椎棘突下，旁开 1.5 寸。

【艾灸】艾条温和灸，每日灸 1 次，每次灸 10 ～ 15 分钟，灸至皮肤产生红晕为止。

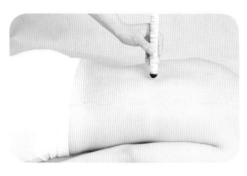

灸关元穴

【定位】位于下腹部，前正中线上，当脐中下 3 寸。

【艾灸】艾条温和灸，每日灸 1 次，每次灸 10 ～ 15 分钟，灸至皮肤产生红晕为止。

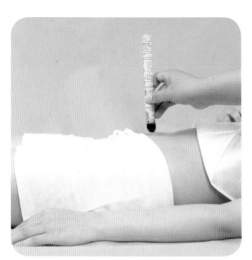

灸气海穴

【定位】位于下腹部，前正中线上，当脐中下 1.5 寸。

【艾灸】艾条温和灸，每日灸 1 次，每次灸 10 ～ 15 分钟，灸至皮肤产生红晕为止。

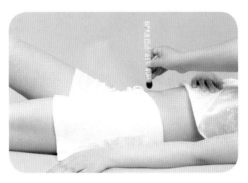

灸胃俞穴

【定位】位于背部，当第 12 胸椎棘突下，旁开 1.5 寸。

【艾灸】艾条温和灸，每日灸 1 次，每次灸 10 ～ 15 分钟，灸至皮肤产生红晕为止。

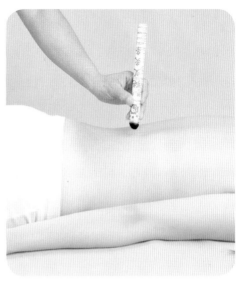

灸神阙穴

【定位】位于腹中部，脐中央。

【艾灸】艾条温和灸，每日灸1次，每次灸 10～15 分钟，灸至皮肤产生红晕为止。

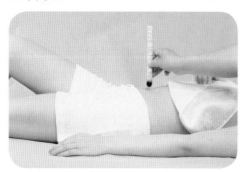

灸足三里穴

【定位】位于小腿前外侧，当犊鼻下 3 寸，距胫骨前缘一横指（中指）。

【艾灸】艾条温和灸，每日灸1次，每次 10～20 分钟，灸至皮肤产生红晕为止。

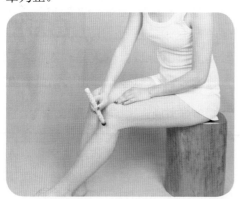

灸血海穴

【定位】位于大腿内侧，髌底内侧端上 2 寸，当股四头肌内侧头的隆起处。

【艾灸】艾条温和灸，每日灸1～2次，每次灸 20 分钟左右，灸至皮肤产生红晕为止。

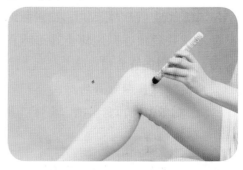

灸大肠俞穴

【定位】位于腰部，当第 4 腰椎棘突下，后正中线旁开 1.5 寸。

【艾灸】艾条温和灸，每日灸1次，每次灸 10～20 分钟，灸至皮肤产生红晕为止。

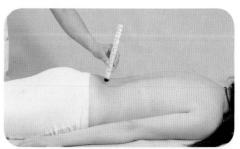

专家解析

脾俞健脾理血；关元培补元气；气海益气调经；胃俞和胃消积；神阙健运脾胃；足三里调气血，健脾胃；血海调经统血；大肠俞通调肠腑。血虚型便秘患者使用以上艾灸疗法可养血活血、润肠通便，缓解大便干结难解、腹胀、面色苍白、失眠等病症。

阴虚型便秘

症状：大便干结，如羊屎状，形体消瘦，头晕耳鸣，心烦失眠，潮热盗汗，腰酸膝软，舌红少苔，脉细数。

治法：滋阴，润肠，通便。

按摩疗法

按揉大肠俞穴

【定位】位于腰部，当第 4 腰椎棘突下，后正中线旁开 1.5 寸。

【按摩】用拇指指腹按揉大肠俞穴约 1 分钟，以局部出现酸、麻、胀感觉为佳。

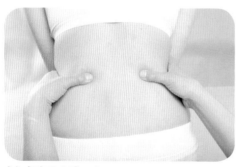

按揉照海穴

【定位】位于足内侧，内踝尖下方凹陷处。

【按摩】用拇指指腹用力按揉照海穴 100～200 次，以局部出现酸、麻、胀感觉为佳。

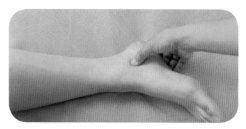

按揉水道穴

【定位】位于下腹部，当脐中下 3 寸，距前正中线 2 寸。

【按摩】用双手拇指按揉水道穴，每次 50 下左右，以局部出现酸、麻、胀感觉为佳。

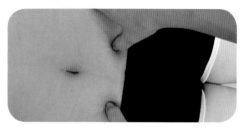

按揉上巨虚穴

【定位】位于小腿前外侧，当犊鼻下 6 寸，距胫骨前缘 1 横指（中指）。

【按摩】用拇指指腹按揉上巨虚穴约 2 分钟，以局部出现酸、麻、胀感觉为佳。

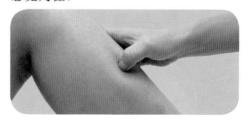

专家解析

大肠俞通调肠腑，理气化滞；照海滋阴益肾，增液润肠；水道滋阴清热，调理二便；上巨虚通肠化滞，理脾和胃。四穴配伍，有滋阴润肠的作用，对阴虚型便秘有很好的疗效。

刮痧疗法

刮拭三阴交穴

【定位】位于小腿内侧,当足内踝尖上3寸,胫骨内侧缘后方。

【刮拭】用面刮法从上向下刮拭下肢三阴交穴,力度适中,以出痧为度。

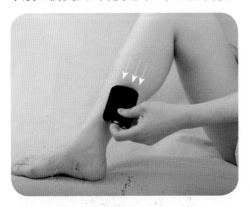

刮拭足三里穴

【定位】位于小腿前外侧,当犊鼻下3寸,距胫骨前缘1横指(中指)。

【刮拭】用面刮法从上向下刮拭足三里穴,力度适中,以局部皮肤潮红出痧为度。

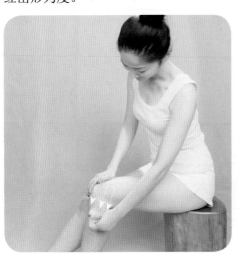

刮拭照海穴

【定位】位于足内侧,内踝尖下方凹陷处。

【刮拭】用平面按揉法刮拭照海穴,至皮肤发红、出痧为止。

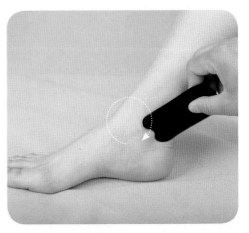

刮拭太溪穴

【定位】位于足内侧内踝后方,当内踝尖与跟腱之间的凹陷处。

【刮拭】用角刮法刮拭太溪穴,力度适中,以局部皮肤潮红出痧为度。

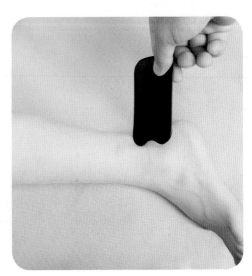

刮拭脾俞穴

【定位】位于背部，当第11胸椎棘突下，旁开1.5寸。

【刮拭】用面刮法刮拭脾俞穴，以皮肤出痧为度。

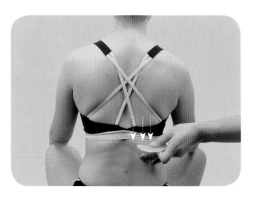

刮拭胃俞穴

【定位】位于背部，当第12胸椎棘突下，旁开1.5寸。

【刮拭】用面刮法刮拭胃俞穴，力度适中，以局部皮肤潮红出痧为度。

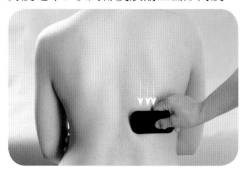

刮拭大肠俞穴

【定位】位于腰部，当第4腰椎棘突下，后正中线旁开1.5寸。

【刮拭】用面刮法刮拭背部大肠俞穴，力度轻柔，以出痧为度，不可逆刮。

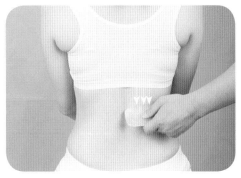

刮拭上巨虚穴

【定位】位于小腿前外侧，当犊鼻下6寸，距胫骨前缘1横指（中指）。

【刮拭】用面刮法从上向下刮拭上巨虚穴，力度适中，以局部皮肤潮红出痧为度。

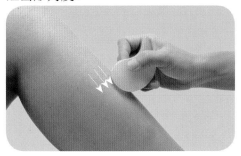

专家解析

　　三阴交益肾平肝；足三里理脾胃，调气血；照海滋阴益肾；太溪清热益肾；脾俞健脾益胃；胃俞和胃消积；大肠俞通调肠腑；上巨虚通肠化滞。阴虚型便秘患者使用以上刮痧疗法可滋阴益肾、清热通便，缓解大便燥结、腹痛、潮热等病症。

拔罐疗法

拔罐照海穴

【定位】位于足内侧，内踝尖下方凹陷处。

【拔罐】把罐吸拔在照海穴上，留罐10分钟，拔至皮肤潮红为止。

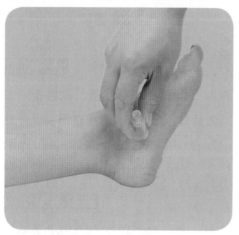

拔罐太溪穴

【定位】位于足内侧内踝后方，当内踝尖与跟腱之间的凹陷处。

【拔罐】把罐吸拔在太溪穴上，留罐10分钟，拔至皮肤潮红为止。

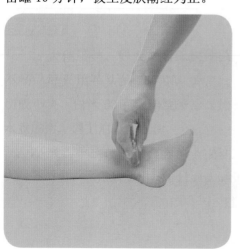

拔罐三阴交穴

【定位】位于小腿内侧，当足内踝尖上3寸，胫骨内侧缘后方。

【拔罐】将罐吸拔在三阴交穴上，留罐10分钟左右，至皮肤出现潮红或瘀血再起罐。

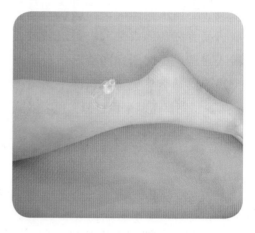

拔罐足三里穴

【定位】位于小腿前外侧，当犊鼻下3寸，距胫骨前缘一横指（中指）。

【拔罐】把罐吸拔在足三里穴上，留罐10～20分钟，至皮肤出现潮红或瘀血再起罐。

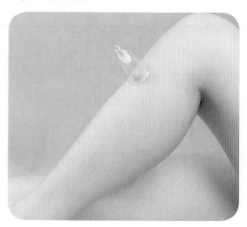

拔罐脾俞穴

【定位】位于背部，当第11胸椎棘突下，旁开1.5寸。

【拔罐】把罐吸拔在脾俞穴上，留罐10～15分钟，拔至皮肤潮红为止。

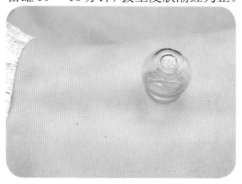

拔罐天枢穴

【定位】位于腹部，横平脐中，前正中线旁开2寸。

【拔罐】将罐吸拔在天枢穴上，留罐10分钟左右，拔至皮肤潮红为止。

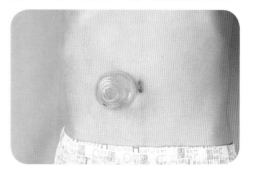

拔罐胃俞穴

【定位】位于背部，当第12胸椎棘突下，旁开1.5寸。

【拔罐】把罐吸拔在胃俞穴上，留罐10分钟左右，拔至皮肤潮红为止。

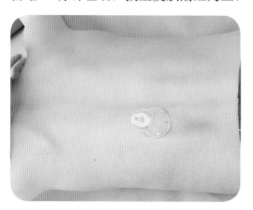

拔罐大肠俞穴

【定位】位于腰部，当第4腰椎棘突下，后正中线旁开1.5寸。

【拔罐】把罐吸拔在大肠俞穴上，留罐10～15分钟，拔至皮肤潮红为止。

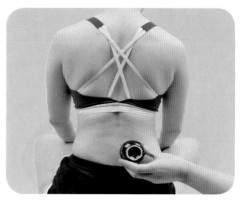

专家解析

　　照海滋阴益肾；太溪滋阴清热；三阴交益肾平肝；足三里调气血，理脾胃；脾俞健脾和胃；胃俞和胃消积；天枢调中和胃；大肠俞理气化滞。阴虚型便秘患者使用以上拔罐疗法可滋阴清热、健脾益胃，缓解大便干结难解、腹痛、潮热、盗汗等病症。

阳虚型便秘

症状：大便或干或不干，皆排出困难，小便清长，面色㿠白，四肢不温，腹中冷痛，得热痛减，腰膝冷痛，舌淡苔白，脉沉迟。

治法：温阳润肠。

按摩疗法

按揉气海穴

【定位】位于下腹部，前正中线上，当脐中下1.5寸。

【按摩】用拇指指腹按压气海穴约30秒，然后按顺时针方向按揉约2分钟，以局部出现酸、麻、胀感觉为佳。

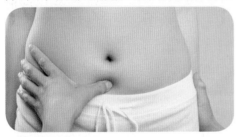

按揉神阙穴

【定位】位于腹中部，脐中央。

【按摩】用手掌按揉神阙穴2～3分钟，力度适中，以局部透热为度。

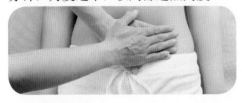

按揉关元穴

【定位】位于下腹部，前正中线上，当脐中下3寸。

【按摩】用拇指指腹轻轻点按关元穴约2分钟，以局部有温热的感觉并持续向腹部渗透为有效。

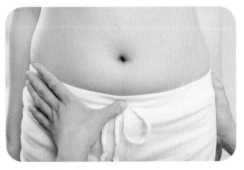

按揉天枢穴

【定位】位于腹部，横平脐中，前正中线旁开2寸。

【按摩】用拇指指腹按压天枢穴约30秒，然后按顺时针方向按揉约2分钟，以局部出现酸、麻、胀感觉为佳。

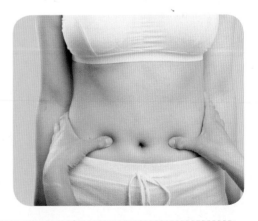

专家解析

气海益气助阳，补肾固精；神阙回阳固脱，健运脾胃；关元培肾固本，补气回阳；天枢调中和胃，理气健脾。四穴配伍，有温阳润肠的作用，对阳虚型便秘有较好的疗效。

刮痧疗法

刮拭大肠俞穴

【定位】位于腰部，当第4腰椎棘突下，后正中线旁开1.5寸。

【刮拭】用面刮法刮拭背部大肠俞穴，力度轻柔，以出痧为度，不可逆刮。

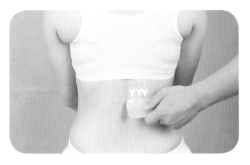

刮拭足三里

【定位】位于小腿前外侧，当犊鼻下3寸，距胫骨前缘1横指（中指）。

【刮拭】用面刮法从上向下刮拭足三里穴，力度适中，以局部皮肤潮红出痧为度。

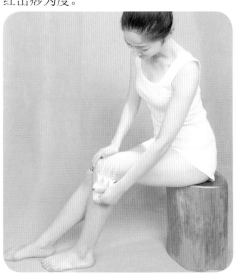

刮拭脾俞穴

【定位】位于背部，当第11胸椎棘突下，旁开1.5寸。

【刮拭】用面刮法刮拭脾俞穴，以皮肤出痧为度。

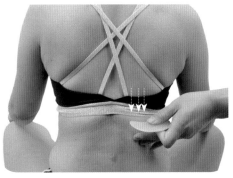

刮拭胃俞穴

【定位】位于背部，当第12胸椎棘突下，旁开1.5寸。

【刮拭】用面刮法刮拭胃俞穴，力度适中，以潮红出痧为度。

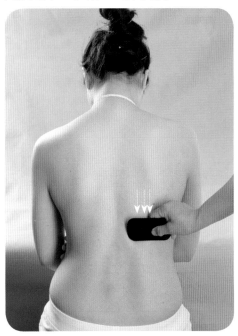

刮拭天枢穴

【定位】位于腹中部，平脐中，距脐中2寸。

【刮拭】以面刮法从上向下刮拭腹部天枢穴，可不出痧。

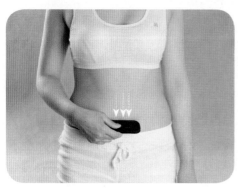

刮拭中脘穴

【定位】位于上腹部，前正中线上，当脐中上4寸位。

【刮拭】用面刮法刮拭腹部中脘穴，可以用补法轻刮的方式来刮痧，直到出现痧痕为止。

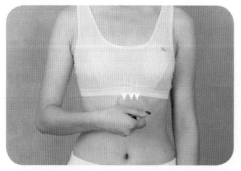

刮拭关元穴

【定位】位于下腹部，前正中线上，在脐中下3寸。

【刮拭】用面刮法从上向下刮拭关元穴，力度微重，以出痧为度。

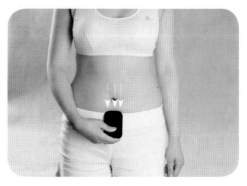

刮拭气海穴

【定位】位于下腹部，前正中线上，当脐中下1.5寸。

【刮拭】用面刮法刮拭腹部气海穴，力度由轻至重，以皮肤潮红发热为度。

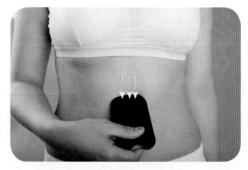

专家解析

大肠俞通调肠腑；足三里扶正培元；脾俞健脾和胃；胃俞和胃消积；天枢理气化滞；中脘和胃降逆；关元培补元气；气海益气助阳。阳虚型便秘患者使用以上刮痧疗法可益肾壮阳、润肠通便，缓解大便干结难解、眩晕、耳鸣、腰膝酸软等病症。

艾灸疗法

灸大肠俞穴

【定位】位于腰部，当第4腰椎棘突下，后正中线旁开1.5寸。

【艾灸】艾条温和灸，每日灸1次，每次灸10～20分钟，灸至皮肤产生红晕为止。

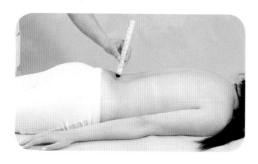

灸足三里穴

【定位】位于小腿前外侧，当犊鼻下3寸，距胫骨前缘一横指（中指）。

【艾灸】艾条温和灸，每日灸1次，每次灸10～20分钟，灸至皮肤产生红晕为止。

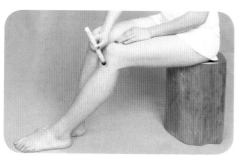

灸关元穴

【定位】位于下腹部，前正中线上，当脐中下3寸。

【艾灸】艾条温和灸，每日灸1次，每次灸10～15分钟，灸至皮肤产生红晕为止。

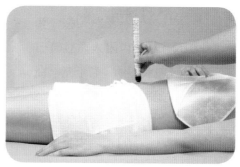

灸神阙穴

【定位】位于腹中部，脐中央。

【艾灸】艾条温和灸，每日灸1次，每次灸10～15分钟，灸至皮肤产生红晕为止。

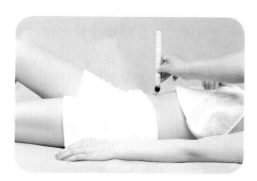

专家解析

大肠俞通调肠腑，理气化滞；足三里扶正培元，健脾益胃；关元培肾固本，补气回阳；神阙回阳固脱，健运脾胃。四穴配伍，有温阳润肠的作用，对阳虚型便秘有很好的疗效。